丝路经济与文化文库

丝绸之路沿线区域人口健康比较研究

韦艳 著

中国统计出版社
China Statistics Press

图书在版编目(CIP)数据

丝绸之路沿线区域人口健康比较研究 / 韦艳著. ——北京：中国统计出版社，2017.11
（丝路经济与文化文库 / 胡健主编）
ISBN 978－7－5037－8401－9

Ⅰ.①丝…　Ⅱ.①韦…　Ⅲ.①人口－健康状况－对比研究－中国　Ⅳ.①R197.1

中国版本图书馆 CIP 数据核字(2017)第 265395 号

丝绸之路沿线区域人口健康比较研究

作　　者/韦　艳
责任编辑/徐　颖
封面设计/黄　晨
出版发行/中国统计出版社
通信地址/北京市丰台区西三环南路甲 6 号　邮政编码/100073
电　　话/邮购(010)63376909　书店(010)68783171
网　　址/http://www.zgtjcbs.com
印　　刷/北京厚诚则铭印刷科技有限公司
经　　销/新华书店
开　　本/710×1000mm　1/16
字　　数/240 千字
印　　张/13.75
版　　别/2017 年 11 月第 1 版
版　　次/2017 年 11 月第 1 次印刷
定　　价/58.00 元

前　言

人口健康问题既是居民自身所面临的生命可持续发展问题，也是中国政府和社会高度关注的影响未来社会稳定的重大战略问题，更是国际社会关注的人类发展问题。政府公共服务质量在一定程度上决定居民健康水平，只有同时提供公共服务全方位全要素的覆盖，了解全人群全生命周期的人口健康需求，才能更好更高效地解决人类发展问题。

"一带一路"旨在借用古代丝绸之路的历史符号，高举和平发展的旗帜，积极发展与沿线国家的经济合作伙伴关系，共同打造政治互信、经济融合、文化包容的利益共同体、命运共同体和责任共同体。"丝绸之路经济带"作为新的经济战略基地，不仅仅是推进各个区域之间的互联互通，更重要的是实现沿线地区的全面发展，经济发展能够促进公共服务供给水平的提高，从而改善居民健康。进行丝绸之路沿线省区市人口健康的调查研究，比较分析不同国家的公共服务情况，对中国有着积极的借鉴意义。

本书的目的旨在通过公共政策分析和宏观微观分析，对丝绸之路沿线省区和国家的人口健康和公共服务进行省际比较和国际比较，并对健康影响因素进行分析，以期对提高丝绸之路沿线省区市人口健康水平提出建设性建议。本书选取的丝绸之路沿线省区市有西北五省区（陕西、甘肃、宁夏、青海、新疆）和西南四省区市（四川、云南、重庆、广西）和东部五省（福建、广东、海南、江苏、浙江）共 14 个省区市，对这 14 个省区市的居民进行抽样调查，以了解各个区域的人口健康水平以及公共服务现状。丝绸之路沿线国家的选取主要基于国家福利水平、经济社会发展状况、对丝绸之路经济带响应几个方面考虑，选取了欧洲 7 个国家（德国、法国、意大利、瑞士、瑞典、希腊、俄罗斯）和亚洲 9 个国家（哈萨克斯坦、塔吉克斯坦、吉尔吉斯斯坦、土库曼斯坦、乌兹别克斯坦、以色列、沙特、土耳其），共计 16 个国家。

全书共分为十五章，研究内容包括：首先使用宏观省级数据全面分析丝绸之路沿线省区市的公共服务供需状况的省际差异，并提出合理建议；运用微观丝绸之路沿线14个省区市的问卷调查数据全面分析丝绸之路沿线省区市的人口健康与公共服务供需现状；运用所搜集的各个指标，通过国际比较分析中国公共健康服务在世界上所处的位置，与其他沿线国家相比所具有的优势和劣势；最后运用公共政策分析法，通过分析陕西省财政厅、卫计委、环保厅、工信厅、教育厅等12个相关厅局在推进健康陕西进程中的经验和做法、存在的主要问题和今后的主要思路，以陕西为例来考察丝绸之路沿线省区市的公共健康服务提供状况。

本书所采用的数据主要来自西安财经学院人口与发展所的专项调查、国家统计局、各地卫生与计划生育委员会、“一带一路”等官网所公布的数据。在此特别感谢中国（西安）丝绸之路研究院对我们研究的大力支持，感谢国家发展改革委社会发展所的张本波研究员、新疆大学人口所的马晓钰教授对我们的指导、以及西安财经学院人口与发展研究所丝路健康课题组全体成员的辛勤劳动。参加本书撰写工作主要还有张莹博士、张艳平博士、郭文渊博士，以及研究生陈瑞斌、方祎、任娟娟、高迎霞、胡久金、闫琪，作者在此一并表示感谢！由于作者水平有限，书中不妥之处在所难免，恳请读者批评指正。

作　者

2017年7月

目　录

绪　论

第1章 引 言

1.1 研究背景与意义

健康是促进人的全面发展的必然要求，是经济社会发展的基础条件。人口健康状况是衡量国家经济和社会文化发展程度的主要标志之一。2016年10月中共中央、国务院发布《“健康中国2030”规划纲要》，标志着中国政府将推进“健康中国”建设提升为国家战略。未来15年是推进健康中国建设的重要战略机遇期（王坤朔，2016）。“共建共享、全民健康”是建设健康中国的战略主题。“共建共享”是建设健康中国的基本路径。从供给侧和需求侧两端发力，统筹社会、行业和个人三个层面，形成维护和促进健康的强大合力。“全民健康”是建设健康中国的根本目的。立足全人群和全生命周期两个着力点，提供公平可及、系统连续的健康服务，实现更高水平的全民健康。

早期健康的定义都只是在强调身体与生理机能的完整性，直到1900年心理健康才被纳入健康的定义中（Saylor，2004）。世界卫生组织（WHO）在1948年提出了健康的定义，指出“健康是一种身体、心理、与社会健康的综合状态，而不仅仅只是没有疾病和虚弱”，免于疾病、生理、及心理的困扰，成为健康的典型定义（Pender，1990）。1999年，世界卫生组织对健康提出了新的定义，该定义涵盖了健康的多重维度，如身体（完整性与机能良好性）、社会、角色、心智（情感与智力）、以及其它一般对健康的认知。新概念超越了以往单向度的以身体机能状况对健康的定义，是一个完整而全面的健康定义（Larson，1999）。健康的定义一直随着时代的变化而改变，不同时期、不同文化的社会对健康的定义存在着一定的差异。在不同的社会文化观念中，不同程度上将心智状态、社会关系、环境融合等方面纳入健康概念的范畴。

政府公共服务对居民健康改善具有一定的影响。卫生财政支出对健康产出具有显著的积极作用,尤其对经济欠发达的内陆省份人口的健康改善作用更大(孙菊,2011)。但也有研究发现卫生支出尤其是公共卫生支出对健康改善的影响不显著(Tanzi and Schuknecht,1997)。卫生财政支出占 GDP 的比例与健康生产效率的关系虽然不十分显著,但公共健康支出比例越高的地区往往其健康生产效率越低(张宁等,2006)。公共卫生对健康改善的影响一般是长期性的,其重要性还没有得到足够认识。有研究表明新农合对农民健康改善具有积极影响,但效率不高(吴联灿和申曙光,2010)。享有基本公共服务是公民的基本权利,保障人人享有基本公共服务是政府的重要职责。党的十八大提出要"加快形成政府主导、覆盖城乡、可持续的基本公共服务体系","到 2020 年基本公共服务均等化总体实现"。十八届三中全会提出要"推进城乡基本公共服务均等化"、"城镇基本公共服务常住人口全覆盖"等重大改革。十八届五中全会《建议》首次将"增加公共服务供给"纳入共享发展的开篇阐述。"十三五"规划《纲要》进一步明确要"加快健全国家基本公共服务制度"、"建立国家基本公共服务清单"。

现有的研究丝绸之路沿线省份的问题主要关注于国家"一带一路"战略下的经济发展,"丝绸之路经济带"作为国家新提出的区域经济发展战略,不仅是地域面积的扩大,更为重要的是通过建设"丝绸之路经济带"要实现沿线地区的全面发展(冯朝阳,2014)。"丝绸之路经济带"建设的国内部分可以看成是国家西部大开发战略的升级版,包含了更加广泛的内容(范永茂等,2016)。经济发展能够促进公共服务供给水平的提高,更高的经济发展则要求更高的公共服务水平与之相适应。但是已有研究中对于健康的专项调查比较少见,关于相配套的公共服务的调查也很少见。"丝绸之路经济带"建设和当地公共服务及其管理水平的建设本身是紧密相关的。

以上文献回顾显示,公共服务和人口健康的现状和关系研究还较为薄弱,以下实证和理论问题有待更深层次的研究:(1)公共服务和人口健康的多维度综合考察。现有的研究大多或是集中于人口健康的单一维度测度、或是简单性描述公共服务提供(而且是以公共卫生服务为主)状况,从多维度和全方位的发现人口健康和与之相关的公共服务提供的现状和态势分布还是比较少见。(2)不同地区间的公共服务和人口健康差异研究。公共服务的提供和人口健康有着密切的联系,现有的研究仅仅利用局部地区的调查进行了简单的定性或是描述性分析,缺乏理论支持且没有较为合适的切入点。公共服务融合了多种要素的复杂组合,这些不同的组合下的公共服务如何对人口健康带来影响、以及区域间影响的程度和差异都值得深入研究。因此,研究丝绸之路沿线省区市的公共服务和人口健康对于国家促进区域协调发展和实现健康中国建设的目标具有重要的现实意义。

1.2　理论支持

1.2.1　新公共服务理论

自 20 世纪 70 年代以来，西方国家为了解决管理中出现的财政危机、信任危机等，掀起了一场以重塑政府为主要目的的改革浪潮。在这场改革运动中，新公共管理思想占据了主导地位。它以公共选择理论和管理主义为主要理论依据。引入了自由市场机制和企业型政府的概念，目的在于打造一个高效、廉洁、透明、亲民的政府。

新公共服务理论最早是由莱特(Light)提出并总结了四个特征(Light，1999)，但由于其调查的小样本及视角高度选择性使得该理论并未引起太多关注。现在被广为引用的新公共服务理论是由登哈特夫妇(Denhardt and Denhardt，2000)提出，他们通过对新公共管理理论的反思和批判，他们认为新公共服务应该建立在七个相互强化的核心观点之上：政府的职能是服务、目标是追求公共利益、为公民而非为顾客服务、重视公民权利、民主地行动、责任多元化、重视人而不只是效率。该理论不同于传统行政理论以政府为改革中心，而是将公民置于整个治理体系的中心，强调政府治理角色应转变为服务。

国外的相关研究主要集中于对新公共服务理论的探讨和对传统公共管理理论的反思(Denhardt and Denhardt，2003)、新公共服务理论如何更好地实现民主(Denhardt and Denhardt，2001；Perry，2007)和政府职能转型(Alexander and Nank，2009；Park and Perry，2013)几个方面。新公共服务理论代表了当今公共行政科学发展的理论前沿，引起越来越多学者们的关注与研究。国内相关研究也发展迅速，主要分为三类：一是对新公共服务理论的诠释与研究(丁煌，2004；柳云飞和周晓丽，2006；杨政昌，2008)；二是将该理论应用于“服务型政府”的研究中(顾丽梅，2005；侯玉兰，2005；李松林，2010)；三是将该理论应用于政府机构改革以及相关体制改革中(王钟明，2004；袁红丹，2012)。

本书将新公共服务理论应用于政府职能，界定政府公共服务的角色。保障人人享有基本公共服务是政府的重要职责。如何将新公共服务理论用于人口健康与公共服务体系构建，目前尚未有研究将新公共服务理论应用人口健康与公共服务。本书力图尝试弥补已有研究不足，丰富新公共服务管理的应用，从而为人口健康和公共服务体系构建提供我们的理论思考。

1.2.2 公共产品理论

公共产品理论最早可以追溯到200多年前。英国哲学家休谟(David Hume(休谟,1983)提出“搭便车”问题,后来亚当·斯密(1981)对公共产品和私人物品进行区分。

美国经济学家萨缪尔森(Samuelson,1955)对公共产品概念做了经典性的表述,并且成为公共产品的标准定义沿用至今。根据萨缪尔森的定义,公共产品天生具有非排他性和非竞争性两个基本属性,正是由于这两个属性,因而很难找到一个有效的价格体系来控制公共产品的消费。当公共产品市场中配置资源的价格体系缺失时,政府就变成这个市场的主要配置者,或者由政府的公营企业来垄断提供。

布坎南(Buchanan,1965)在萨缪尔森等人研究的基础上,创造性地提出了“俱乐部产品”,明确地在纯公共产品和纯私人产品之间架起了一个桥梁。布坎南在《俱乐部的经济理论》一文中指出,萨缪尔森定义的公共产品是“纯公共产品”,现实社会中,大量存在的是介于公共物品和私人物品之间的“准公共产品”或“混合商品”。

西方公共产品理论的发展主要集中在对研究方法的探讨、对公共产品特性的分析和供给主体的研究上。鲍德威(2000)等经济学家在萨缪尔森给出了公共产品的经典定义以后已经认识到了公共产品两大特性的存在,并找到公共产品市场供给失灵的原因,将公共产品政府供给的理论进一步深化。萨瓦斯(Savas,2002)认为供给和生产是可以分离的,私人会出于更大的市场效益、广告效益或政治目的等考虑来提供公共产品,有些可以比政府提供更大的社会福利和更高的经济效率。

国内对公共产品的研究主要分为三类:一是对公共产品特别是农村公共产品供给制度的研究(汪来杰,2008;董明涛和孙钰,2011;张文等,2014;张婷婷,2016;);二是将该理论在体制改革的应用研究(王荣辉,2012;毛程连,2002;韩艾军,2003);三是对公共产品理论的发展研究(张宏军,2010;刘佳丽和谢地,2015;贾晓漩,2011)。

本书将公共健康服务界定为公共产品,研究其供给与需求。本书利用宏观省级数据和微观调查数据,从需求侧和供给侧全面分析丝绸之路沿线省区市的公共服务供需状况。

1.2.3 健康需求相关理论

第一次工业革命后,技术的改进刺激了经济的发展,同时推动了经济学的产生和发展。在随后的经济学发展中,经济学家对资金、劳动力、技术、土地等基本生产要素的研究逐渐细化。关于劳动力的研究中,通过人力资本的劳动能力引出了对健康的研究,健康需求理论的萌芽由此而生。1890年马歇尔(Marshall)的《经济学原理》中提到:身体的“强壮与健康”是人力资本最基本的原理。身体强壮和健康更进一步的要求包括“生活必需品”——首先是饮食,其次是衣物和住房,最后是休息、职业地位等。

20世纪60年代初,许多经济学者指出,健康可视为一种人力资本。米西肯(Mushkin,1962)最早正式将健康作为人力资本组成部分,他将“教育与健康”并列为人力资本框架下的孪生概念,劳动者的人力资本存量主要由健康、知识、技能和工作经验等要素构成。贝克尔(Becker,1964)认为:消费者购买医疗服务的目的是需要健康,医疗服务是消费者用于生产健康的投入要素,将医疗服务需求纳入消费者对健康需求的引申需求,并提出了家庭生产函数。这为健康需求理论的提出做了良好的铺垫。

“健康需求”一词是由格罗斯曼(Grossman)在1972年正式提出的。他指出:人们对医疗的需求是从更基础的对身体健康的需求所衍生出来的,人们对健康的需求十分看重,对于医疗的需求是对健康需求主要的一个方面,另外还包括了对食物的需求,减肥的需求,对良好生活环境的需求等等。他从经济学框架对医疗需求进行了正式的研究,在贝克尔家庭生产函数的基础上建立了健康需求函数:健康＝H(医疗保健、其它投入、时间)。将“好的健康状况”当作是一种商品,对这种“好的健康状况的需求”当作是一种商品需求,模型的核心是“健康”可以被看作是一个可以被产出的持久的资本存量。格罗斯曼通过相关变量对健康资本的成本和其边际效率的影响来进入模型分析,以此做出关于对健康水平和医疗保健的影响强有力的预测。其中,已经证明了一些变量对健康存量的影响。比如:在健康供给曲线上,随着年龄的推移健康存量的折旧率是递增的;在需求曲线上,工资率和教育是递增的;教育投资的增加有助于健康生产的效率。

在健康需求的研究发展中,国外学者丰富了健康的影响因素:收入对于包括高血压在内的八种疾病有显著影响(Bartel and Taubman,1979);教育对疾病有预防作用(Leigh,1997);构造空气污染影响健康分析框架,用支付意愿法分析改善空气质量的居民健康状态变化的货币化收益(Cropper,1981)等等。

目前,国外对健康需求理论的研究主要集中于健康需求的动机研究(Lepa et al.,2014)、健康需求的可及性研究(Teodora,2016;Aaron,2014)。国内对健康需求理论的研究主要分三类,一是对健康需求模型的构建或改进

(王小万和刘丽杭,2006;王俊,2007);二是健康需求的影响因素分析(龙少波,2011;苗艳青和陈文晶,2010);三是应用健康需求理论分析特殊群体的健康需求(吴雁珂和郑芳,2016;于晓薇等,2010)。

在因素分析中大量学者都集中于对经济因素与健康状况的关系研究,包括宏观层面的经济发展和微观层面的家庭收入。本书对健康需求影响因素的研究将不仅限于此,还包括社会因素、医疗卫生因素、教育因素等方面。

1.3 研究目标

本书利用宏观省级数据从需求侧和供给侧,全面分析丝绸之路沿线省份的公共服务供需状况的省际差异,并提出合理建议;微观上使用来自西安财经学院人口与发展研究所于 2017 年 1—2 月在 14 省区市进行的"居民健康调查研究"的专项调查数据,研究丝绸之路沿线省区市人口健康及公共服务提供状况,并对健康影响因素进行分析;利用丝绸之路沿线国家经济社会发展指标,通过国际比较分析中国公共健康服务在世界上所处的位置,与其他沿线国家相比所具有的优势和劣势;以陕西省为例,考察丝绸之路沿线省区市的公共健康服务提供状况。最终目标是通过公共政策分析和供给侧分析,对丝绸之路沿线省区市和国家的人口健康和公共服务的省际比较、国际比较,并对健康影响因素进行分析,以期对提高丝绸之路沿线省区市人口健康水平提出建设性建议。

1.4 研究数据与方法

1.4.1 数据

本书的数据主要来源于两部分。一是微观调查数据,包括问卷调查和访谈。西安财经学院人口与发展研究所于 2017 年 1—2 月在西北五省区(陕西、甘肃、宁夏、青海、新疆)和西南四省区市(四川、云南、重庆、广西)和东部五省区(福建、广东、海南、江苏、浙江)共 14 省区市进行了"人口健康与公共服务状况调查"的专项问卷调查。2017 年 4 月 10 日,课题组作为主要合作单位参加了陕西省发展改革委举办的"陕西推进健康中国建设的举措"座谈会,该座谈会是国家发展改革委社会发展所组织赴陕西省进行的专项调研,收集了来自陕西省卫计委、省教育厅、省环保厅等 12 部门的关于健康促进的汇报材料数据。

表 1—1　数据来源和内容

数据类型		调查范围	内　容	使用章节
微观数据	问卷调查	西北五省区（陕西、甘肃、宁夏、青海、新疆）和西南四省区市（四川、云南、重庆、广西）和东部五省（福建、广东、海南、江苏、浙江）共 14 省区市	个人问卷包括基本信息、基本健康状况、健康生活、健康消费、体育锻炼与合理饮食、公共服务知晓度、满意度和需求度等。 社区（村）问卷包括社区农村基本信息、自然环境、生活环境、医疗保障、公共服务提供等。	第 6—11 章
	访谈	陕西省财政厅、省卫计委、省环境保护厅、省工信厅、省教育厅、省人力资源社会保障厅、省民政厅、省扶贫办、省政府法制办、省体育局、省食品药品监督管理局等 12 个相关厅局	各部门在推进健康陕西进程中的经验和做法，存在的主要问题和困难，今后的主要思路和规划。	第 15 章
宏观数据	国内数据	西北五省区（陕西、甘肃、宁夏、青海、新疆）和西南四省区市（四川、云南、重庆、广西）和东部五省（福建、广东、海南、江苏、浙江）共 14 省区市	需求侧：人寿状况、疾病状况 供给侧：经济发展、社会发展、生态环境、医疗卫生	第 2—5 章
	国际数据	丝绸之路沿线国家：高福利水平国家（欧洲），包括德国、法国、意大利、瑞士、瑞典、希腊；福利水平一般国家（亚洲），主要包括哈萨克斯坦、塔吉克斯坦、吉尔吉斯斯坦、土库曼斯坦、乌兹别克斯坦、以色列和沙特	经济发展指标、社会发展指标、人口健康指标、医疗卫生资源指标、生态环境指标	第 12—14 章

二是宏观数据。国内数据主要来源于商务部、外交部、国家统计局、卫生与计划生育委员会网站公布数据，国际数据主要来源于《国家统计年鉴》、《2015 年国际统计年鉴》、《2016 年世界卫生统计年鉴》、世界卫生组织、世界健康组织、联合国 ILO 数据库、国际经合组织数据库、一带一路官网、一带一路门户网等。

1.4.2　研究方法

本书采用社会学、人口学和统计学研究相结合以及定性研究的方法，通过对问卷调查、访谈资料、文献和二手宏观数据的分析整理，探讨丝绸之路沿线省区市公共服务和人口健康现状。采用的研究方法包括：

1. 文献资料法。查阅相关政策文件和文献资料，了解目前公共服务和人口健康的最新研究成果和理论动态。

2. 社会调查方法。通过“人口健康与公共服务状况调查”专项问卷调查和小组座谈，既保障了统计分析所需要的随机调查数据，也补充了抽样调查数据中无法涵盖的质性信息。

3. 统计学的研究方法。运用频数统计、卡方检验、平均数 T 检验等方法分析微观层面人口健康与公共服务的现状和地区差异（西北、西南、东部的差异和西北五省区内部的差异）；公共健康服务供需分析和国际比较，先确定评

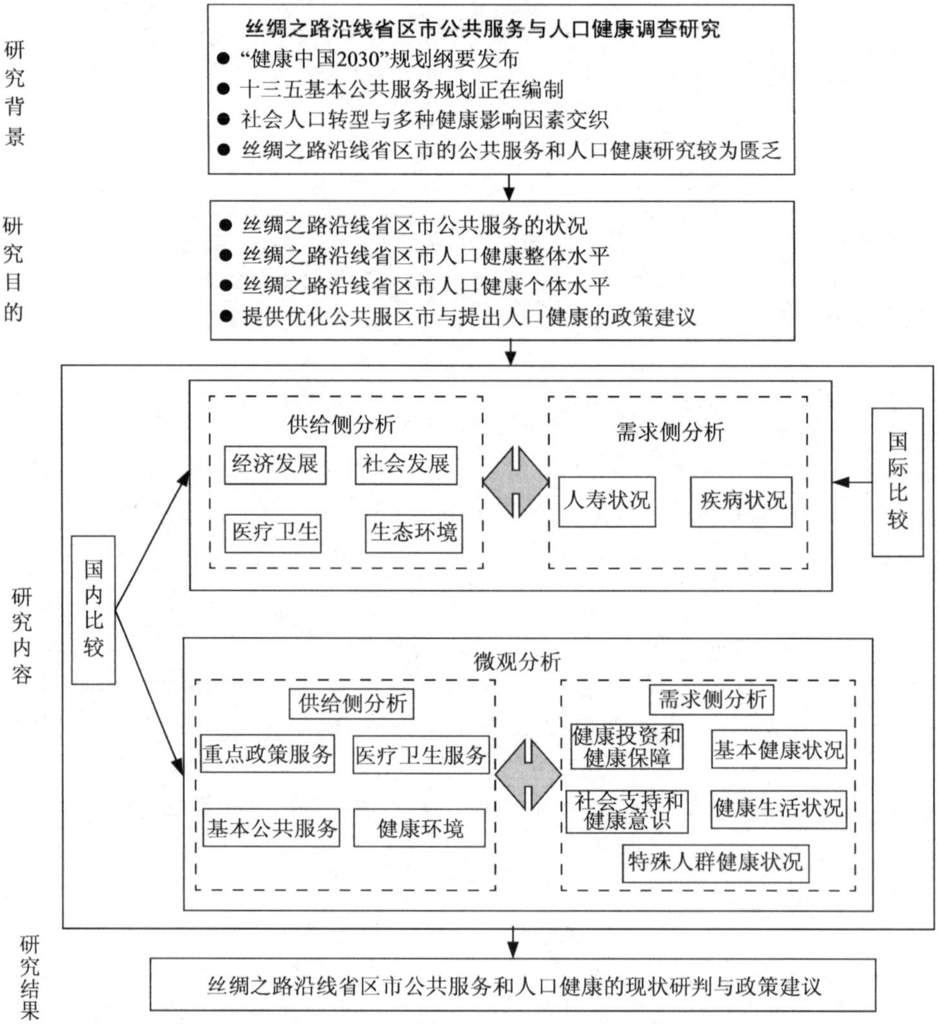

图 1—1　丝路沿线省区市人口健康与公共服务研究框架图

估指标体系，采用指数分析法，评估指标权重的确定采用熵权法。

4. 公共政策分析方法。搜集并分析目前丝绸之路沿线省份关于人口健康、公共服务的相关政策文件中存在的问题，为提高丝绸之路沿线省份经济发展和人口健康水平提供政策建议。

5. 比较分析法。通过搜集丝绸之路沿线省份/国家的经济发展、社会发展、人口健康、卫生健康资源和生态环境指标数据，分析省际差异和国家间差异。

总之，本书将静态研究与动态研究相结合、理论研究与政策研究相结合，从多学科交叉的视野，综合运用人口学、统计学、社会学和公共政策分析等研究方法，从不同视角综合研究，为全面分析丝绸之路沿线省份公共服务和人口健康现状提供方法保障。

基于本书的研究目的和内容，本书的技术路径如图 1—1 所示。

1.5 研究思路与内容

1.5.1 研究思路

本书首先使用宏观省级数据从人寿状况、疾病状况等需求侧和经济发展、社会发展、生态环境、医疗卫生等供给侧，全面分析丝绸之路沿线省区市的公共服务供需状况的省际差异，并提出合理建议；接着运用 14 省区市的微观调查数据主要从健康保障、生理和心理健康、生殖健康现状、健康生活和健康消费等分析丝绸之路沿线省份的人口健康状况，并从健康公共服务利用度、知晓度、满意度等方面分析微观层面的健康服务供需状况；然后分析丝绸之路沿线国家经济发展指标、社会发展指标、人口健康指标、医疗卫生资源指标、生态环境指标，通过国际比较分析中国公共健康服务在世界上所处的位置，与其他沿线国家相比所具有的优势和劣势；接着，运用公共政策分析法，通过分析陕西省财政厅、卫计委、环境保护厅、工信厅、教育厅等 12 个陕西省相关厅局在推进健康陕西进程中的经验和做法、存在的主要问题和今后的主要思路，以陕西为例来考察公共健康服务提供状况和下一步工作。

1.5.2 研究内容

本报告的研究内容包括以下几个部分：

第一部分绪论。主要包括研究背景与意义、理论支持、研究目标、研究数据与方法、研究思路与内容。

第二部分宏观层面健康供需分析。包括公共健康服务供给、服务需求和供需均衡分析。

第三部分微观层面人口健康与公共服务。主要包括基本健康状况、生殖健康、社会支持、健康生活、特殊人群健康状况、健康保障、健康投资、公共服务及满意度评价。

第四部分国际比较。主要包括丝路沿线国家的健康与公共服务简况、供给侧、需求侧分析。

第五部分地方实践篇。以陕西为例，分析宏观和微观健康现状、公共服务提供现状、问题及进一步工作。

宏观层面健康供需分析

第 2 章
宏观层面分析设计

2.1　基本思路与框架

本部分主要围绕与健康紧密相关的公共服务供给开展全方位和全要素研究。利用相关文献资料和数据资料，基于《"健康中国 2030"规划纲要》的主要任务，主要从经济发展、社会发展、医疗卫生健康资源、生态环境四个方面分析目前的公共健康服务提供的现状和问题，并结合各省区市的健康需求，研究其供需均衡状态，最后试图为促进全民健康提出相关政策建议。本部分的研究框架如下：

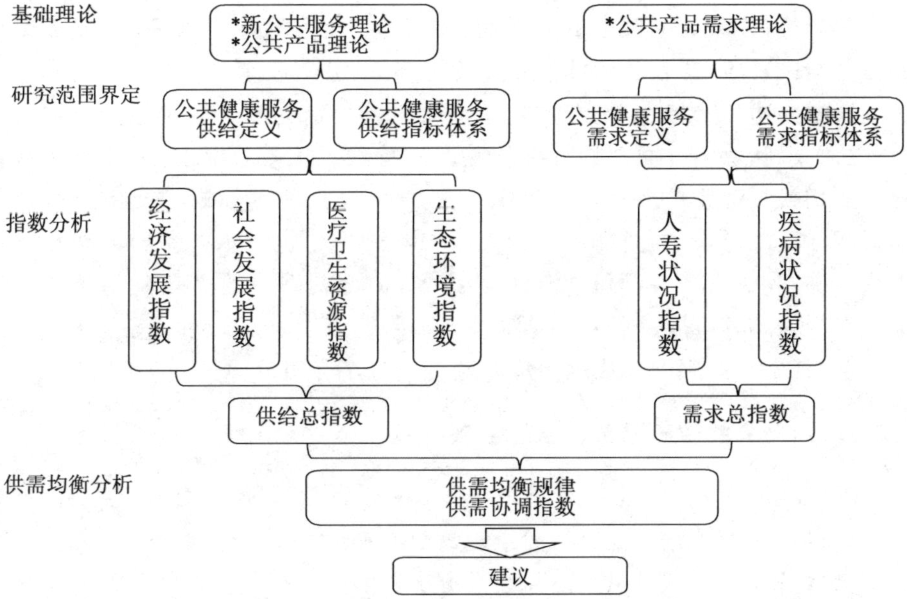

图 2—1　公共健康服务供需研究框架图

2.2 相关概念界定

公共服务根据其内容和形式分为基础公共服务,经济公共服务,公共安全服务和社会公共服务四类。公共健康服务是为满足公民健康的直接需要,通过国家权力介入或公共资源投入所提供的服务,包括教育、科学普及、医疗卫生、社会保障以及环境保护等领域。公共健康服务从外延范围上讲属于社会公共服务范畴。公共健康服务兼具公共产品和私人产品的性质,具有不完全非竞争性和不完全非排他性特征。

首先,公共健康服务具有不完全的非竞争性。在一定范围之内,增加边际人数的成本为零,公共健康服务具有一定的非竞争性;但随着需求的增长,既有规模无法满足公众需求,对公共健康服务的消费就会出现供不应求现象;经济发展不平衡导致城乡、区域间存在一定差异,而优质资源是稀缺的,这就使得理性经济人追求优质的资源,导致需求者间的竞争,造成公共健康服务的消费具有一定的竞争性。

其次,公共健康服务具有不完全的非排他性。公共服务资源是有限的,一部分人享用了服务,这就意味着会有另一部分人不得不放弃接受服务的机会。因此,公共健康服务具有不完全的非排他性。

最后,公共健康服务具有一定的外部性。除了接受健康服务的人群是直接受益者外,公共健康服务的普及提高了整个社会的健康水平,一定程度上提高了国民素质,这是公共健康服务所带来的“溢出效应”。

根据上述三个特点,我们将公共健康服务界定为准公共产品。公共健康服务从需求和供给方面都具有准公共产品特性。从需求上讲,公共健康服务的利益相关者都要承担一定的费用。一方面,政府需通过财政支出提供公共健康服务资源,另一方面享受公共健康服务的个人也需承担一定的费用。从供给上讲,政府和个人都可以作为供给方,关键是看谁的生产效率更高。当个人作为公共健康服务的提供者时,不应单纯以营利为目的,还应当体现公共利益,其生产效率的衡量也不应是单纯的经济效益。

2.2.1 公共健康服务供给的定义

《“健康中国 2030”规划纲要》中提到“健康服务”,包括“公共卫生服务”和“医疗服务”,《“十三五”卫生与健康规划》中使用“医疗卫生服务”的说法。可见,各项规划纲要中涉及的“公共健康服务”大多指的是公共卫生服务和公共医疗服务。

本书研究的“公共健康服务”是广义上的“健康服务”概念，具有如下特征：

1.“公共健康服务”的供给主体是政府

首先，健康是一种资源，是人们参与社会活动、创造社会价值的保证，是推动社会发展的基本条件。虽然公共健康服务属于准公共产品，按照公共产品理论，政府和个人都可以作为供给方，但为保证公共服务的可及性，政府仍然是最主要的供给主体。

其次，政府依据法律法规授权个人或其他组织提供公共服务，但政府对于公民的责任没有转移。当个人或其它组织提供的公共服务存在质量问题或不能满足公众需求时，不仅被授权的组织要承担责任，政府更是负有直接责任。政府提供服务主要是通过公共产品的方式体现，因而政府在公共产品供给中是组织者和直接责任者，也是最主要的供给主体。

最后，中央政府提出推进健康中国建设，是将卫生与健康事业发展摆在了与经济社会发展同样的重要位置。坚持以人为本，把人民健康放在优先发展的战略地位，更加注重预防为主和健康促进，更加注重提高服务质量和水平。

2.“公共健康服务”的供给目标是满足公众对健康的需求

结合《“健康中国2030”规划纲要》的指导思想，公共健康服务以提高人民健康水平为核心，以体制机制改革创新为动力，以普及健康生活、优化健康服务、完善健康保障、建设健康环境、发展健康产业为重点，把健康融入所有政策，加快转变健康领域发展方式，全方位、全周期维护和保障人民健康，大幅提高健康水平，显著改善健康公平。

3.“公共健康服务”的供给内容不仅限于医疗卫生服务

影响公众健康需求的因素很多，在供需关系研究中涉及的供给内容不仅包含卫生和医疗，还包括经济、社会、环境因素在内的诸多供给因素。在《“十三五”卫生与健康规划》中提到“十三五”时期面临的机遇和挑战，“人口结构性问题日益突出”，“老龄化进程加速，城镇化率不断提高”，“居民生活环境与生活方式快速变化”，“大气等环境污染和食品安全问题”。提高公众健康水平，满足公众健康需求不仅是提供治病救人服务，也是围绕健康这个中心在经济发展、社会发展、医疗卫生资源和生态环境等方面提供全面的公共服务。

2.2.2　公共健康服务需求的定义

“健康需求”是公众对于健康的需要。随着经济的发展，人们对于健康的需求更趋全面和多样化，不仅重视身体健康，还重视心理、社会等方面的整体生命质量的提高。本书对“健康需求”的研究是基于对人口健康的全人群和全生命周期的现状调查。

联合国在2003年将预期寿命、婴儿死亡率、儿童死亡率作为国家或地区人口健康水平的主要三个指标。而本书中的“公共健康服务”强调对群体的基本卫生保健，公众健康需求的评价体系同时包含人寿状况和疾病状况，具体内容参见“公共健康服务需求”。

2.3 公共健康服务供需均衡评价

在上述对公共健康服务供给和需求定义基础上，通过定量的方法研究丝绸之路沿线省区市的公共健康服务供给、需求以及供需协调性，本节对使用方法进行介绍。

2.3.1 公共健康服务评价指标体系建立原则

科学的评价必须建立科学有效的评价指标体系。从指标体系研究中抓住供需服务的关键问题，是建立公共健康服务评价指标体系的原则和出发点。根据供给和需求的定义，以及公共健康服务的目标，建立评价指标体系需要遵循以下原则。

1. 科学性

公共健康服务供给评价指标体系的建立坚持科学发展的原则，以科学态度选取指标，把握科学发展规律，提高发展质量和效益，以便真实有效做出评价。

习近平总书记在近两年的讲话中多次指出，要把人民健康放在优先发展的战略地位，全方位、全周期保障人民健康；强调要树立“大健康”观念，把治病为中心转变为以人民健康为中心。大健康是根据时代发展、社会需求与疾病谱的改变，提出的一种全局的理念。它围绕着人的衣食住行以及人的生老病死，提倡自我健康管理，关注各类影响健康的危险因素和误区。2017年2月28日陕西省委书记娄勤俭在全省卫生与健康大会上的讲话中指出，树立大健康观念，必须突出重点，强化联动，系统化加以推进。公共健康服务供给也应当服务于大健康，在政府正确引导下，建立健全相关保障机制。

2. 综合性

任何整体都是由要素因特定目的整合而成，公共健康服务作为一项系统性、综合性极强的工作，是由经济、社会、资源、环境等多种因素构成的综合体，仅仅根据某一个要素进行分析判断，不能准确完整反映公共健康服务供给状况。因此，应综合平衡各要素，要考虑周全、统筹兼顾，通过多参数、多角度、多尺度分析、衡量，从整体的联系出发，注重多因素的综合性分析，求得一个最佳的综合效果。

3. 可操作性原则

公共健康服务评价指标的量化及数据收集要可操作。充分考虑各项指标的数据来源，每一个具体指标要与上层指标的表达相一致，应当具有代表性且含义明确，便于资料的收集、数据的计算，有利于对评价结果做出恰当的科学的分析。在设计指标体系时，如果没有能直接反映供给水平大小的指标或者选取的指标不能可靠量化，就要尽量采用与之相关的能反映其水平的其它指标作为替换。

2.3.2　公共健康服务供需评价方法

公共健康服务供给指数的分析是实证分析的过程，确定指标的权重采用熵权法。按照信息论基本原理的解释，信息是系统有序程度的一个度量，而熵是信息论中测度系统不确定性的量。熵权法是一种在综合考虑各项评价指标所提供信息量的基础上，对各指标权重进行评价的评价方法，其基本思路是根据指标变异性的大小来确定客观权重。一般来说，若某个指标的信息熵越小，表明指标值的变异程度越大，提供的信息量越多，在综合评价中所能起到的作用也越大，其权重也就越大。相反，某个指标的信息熵越大，表明指标值的变异程度越小，提供的信息量也越少，在综合评价中所起到的作用也越小，其权重也就越小。具体方法如下：

第一步：数据标准化

假设给定了 k 个指标 $X_1, X_2, X_3, \cdots, X_k$，其中 $X_i = \{x_1, x_2, x_3, \cdots, x_n\}$。假设对各指标数据标准化后的值为 $Y_1, Y_2, Y_3, \cdots, Y_k$，

若指标与健康状况正相关，则　$Y_{ij} = \dfrac{x_{ij} - \min(x_i)}{\max(x_i) - \min(x_i)}$

若指标与健康状况负相关，则　$Y_{ij} = \dfrac{\max(x_i) - x_{ij}}{\max(x_i) - \min(x_i)}$

第二步：求各指标的信息熵

根据信息论中信息熵的定义，一组数据的信息熵

$$E_j = -\mathrm{Ln}(n)^{-1} \sum_{i=1}^{N} P_{ij} \mathrm{Ln} p_{ij}$$

其中 $P_{ij} = Y_{ij} / \sum_{i=1}^{N} Y_{ij}$，如果 $P_{ij} = 0$，则定义 $\lim\limits_{P_{ij} \to o} P_{ij} \mathrm{Ln} p_{ij} = 0$。

第三步：确定各指标的权重

根据信息熵的计算公式，计算出各指标的信息熵为 $E_1, E_2, E_3, \cdots, E_k$。

通过信息熵计算各指标的权重：$W_i = \dfrac{E_i}{\sum E_i}(i=1,2,3,\cdots,k)$。

第四步：计算最终得分

用得出的权重分别乘以每一对象的对应的指标值，求和后即得到相应的综合得分：$Z_\lambda = \sum_{i=1}^{k} Y_{\lambda i} W_i (\lambda = 1,2,\cdots,n)$。

2.3.3 公共健康服务供需协调性分析方法

在得到供需指数综合得分的基础上，利用“相对数”来定义供需之间的协调性。以需求总指数作为分母，供给总指数为分子，所得比值减 1，以此衡量政府提供的公共健康服务供给能否满足需求。

$$\text{供求协调性指数} = \frac{\text{供给总指数}}{\text{需求总指数}} - 1$$

当供求协调性指数接近于 0，表示公共健康资源配置合理；当供求协调性指数为正，表明政府公共健康服务供给大于需求，公共健康资源供给存在利用的低效率；当指数为负，则供给小于需求，表明公共健康服务不能满足健康需求，供给能力存在不足。

2.3.4 研究对象的界定与数据来源

2015 年 3 月 28 日，经国务院授权，国家发展改革委、外交部、商务部联合发布了《推动共建丝绸之路经济带和 21 世纪海上丝绸之路的愿景与行动》。圈定 18 个省(自治区、直辖市)纳入到一带一路沿线省区市名单。其中，丝绸之路经济带圈定了新疆、重庆、陕西、甘肃、宁夏、青海、内蒙古、黑龙江、吉林、辽宁、广西、云南、西藏 13 省(自治区、直辖市)；21 世纪海上丝绸之路经济带圈定了上海、福建、广东、浙江、海南 5 省(自治区、直辖市)。本书依据国家发改委相应文件，选择其中 14 省(自治区、直辖市)为研究对象(下文简称 14 省区市)。

指标数据来源于历年《中国统计年鉴》《中国卫生统计年鉴》和国家扶贫办网站等相关数据。

第 3 章
公共健康服务供给

依据本书关于“公共健康服务”的定义，政府提供的公共健康服务供给，不仅包含医疗卫生服务，还包括经济、社会、环境在内的诸多方面。

3.1　供给指标体系

在上述指标体系建立原则的基础上，依据“公共健康服务供给”的定义，建立适应“大健康”理念的公共健康服务供给指标体系。

3.1.1　指标体系的建立

国内已有关于公共健康服务的文献中多数从健康影响因素的角度开展研究。刘君(2009)提出公众的健康水平受到其所处自然环境和社会环境的共同影响，环境污染已经威胁到人们的健康，而收入公平性比绝对收入水平对健康影响更大。解垩(2011)分析了影响我国东、中、西部地区健康差异的因素，选取的解释变量包括年龄、性别、婚姻状况、家庭规模、教育、收入、职业、城乡、吸烟、喝酒等 19 个变量。王新军等(2012)研究了经济增长、卫生投入及人民健康水平三者间相互影响，认为三者在长期内变动较为协调，卫生投入和健康水平短期内互为因果。陈妍和宋占军(2013)分析发现医疗可及性、就业状态、卫生条件的改善对健康水平具有正效应，吸烟率、体育锻炼对健康水平具有负效应，而收入变量对健康水平变量的影响不显著。曲卫华(2016)基于 Grossman 健康生产函数构建了环境污染、经济增长与医疗卫生服务对公共健康的影响模型，重点分析了人均 GDP、工业二氧化硫、工业烟尘、人均医疗保健支出与人均医生数量对死亡率的影响。

综上，现有文献对公共健康服务供给的研究还较为片面，没有站在“大健康”的角度，仅从狭义的概念上考虑健康影响因素，缺少从多维度和全方位的分析公共健康服务现状。这些研究或是仅描述公共卫生服务状况，或者从单一维度测度健康因素。

根据公共健康服务供给的内涵界定，公共健康服务不仅应当包含卫生医疗服务，它是包含经济、社会、环境在内的各个因素。这些因素不是独立的，而是相互整合作为一个系统，服务于总体健康。因此，在上述学者研究的基础上，本书从经济发展、社会发展、卫生健康资源和生态环境四个方面构建公共健康服务的指标体系以评价丝绸之路经济带沿线省区市公共健康服务供给的现状。

表 3—1　丝绸之路经济带沿线公共健康服务供给评价指标体系

一级指标	二级指标	三级指标	单位
公共健康服务供给指标体系	经济发展	人均 GDP	万元/人
		贫困发生率	%
		城镇居民可支配收入	元
		农村居民可支配收入	元
	社会发展	城镇化率	%
		65 岁以上人口比重	%
		文盲半文盲率	%
		15 岁以上女性文盲率	%
	医疗卫生资源	政府卫生支出占财政支出比重	%
		城镇居民人均医疗保健支出	元
		农村居民人均医疗保健支出	元
		每千人口医疗卫生机构床位数	张
		每千人口执业医师数	人
		医院病床使用率	%
		民营医院所占比重	%
		体育场地数量	个
	生态环境	森林覆盖率	%
		城市垃圾无害化处理率	%
		已改水收益人口占农村人口比重	%
		单位 GDP 二氧化硫排放	万吨/万元

3.1.2　指标解释

1. 经济发展指标

经济发展是公共健康的前提。经济发展指标主要用来衡量经济发展为促进公众健康提供的物质资源。具体指标包括人均 GDP、贫困发生率、城镇居民可支配收入和农村居民可支配收入。

“人均 GDP”的提高、“贫困发生率”的降低体现了社会财富的增加，有利于政府增加卫生投入，促进医疗卫生事业的发展。而卫生事业的投入和医学技术的进步，为预防控制和消灭疾病创造了更好的物质条件。

“城镇居民可支配收入”和“农村居民可支配收入”的提高有利于提升公众的物质生活水平，为人们提供衣、食、住、行的基本物质基础外，进一步改善卫生状况、提高生活质量，从而有利于总体健康状况的改善。

2. 社会发展指标

社会发展建立在经济增长的基础之上，社会的文明程度、开放程度也是影响总体健康的重要因素。本书依据丝绸之路经济带沿线省区市地理位置、文化条件，选取了城镇化、文化、性别几个方面作为社会发展特征，研究它们对总体健康的影响。具体指标包括城镇化率、65 岁以上人口比重、文盲半文盲率、15 岁以上女性文盲率。

“城镇化率”的提高使得更多的公众享受到更健康的生活环境和更便利的医疗资源，进而有利于提高总体健康水平。

“65 岁以上人口比重”的增加会大幅增加老年社会保障费用，加重社会医疗负担，挤占正常的健康资源的使用，给总体健康水平带来一定程度上的负面作用。

“文盲半文盲率”、“15 岁以上女性文盲率”体现地区的教育水平。教育水平的高低影响人们接受卫生保健知识，开展自我保健活动的能力，进而影响社会总体健康水平。而“15 岁以上女性文盲率”直接影响下一代的教育状况，间接影响全社会的素质水平。

3. 医疗卫生健康资源指标

医疗卫生健康资源是影响总体健康水平最直接的因素，具体指标包括政府卫生支出占财政支出比重、城镇居民人均医疗保健支出、农村居民人均医疗保健支出、每千人口医疗卫生机构床位数、每千人口执业医师数、医院病床使用率、民营医院所占比重和体育场地数量。

“政府卫生支出占财政支出比重”、“城镇居民人均医疗保健支出”、“农村居民人均医疗保健支出”体现了卫生投入结构的内容，减轻过重的个人医疗负担，符合改善民生健康福利与实施人力资本发展战略的双重目标。

“每千人口执业医师数”、“每千人口医疗卫生机构床位数”是衡量医疗资源的常用指标。“医院病床使用率”体现了资源的使用效率。它是衡量医院工作效率和管理质量的重要指标，体现医院病床的工作负荷情况。

《"健康中国2030"规划纲要》提出"进一步优化政策环境,优先支持社会力量举办非营利性医疗机构"。设置"民营医院所占比重"指标符合当前大力发展社会办医的要求。

"体育场地数量"是推进公共体育服务建设的基本体现。《"十三五"卫生与健康规划》提出今后卫生和健康工作的指导思想是注重预防为主和健康促进,实现发展方式由以治病为中心向以健康为中心转变,显著提高人民健康水平,奋力推进健康中国建设。因此,本书将体育场数量纳入医疗卫生资源评价范畴。

4. 生态环境指标

《"健康中国2030"规划纲要》中提到"加强影响健康的环境问题治理"。环境问题不仅影响到我国社会经济的可持续发展,也直接影响到公众的健康安全。只有有效控制环境污染,不断改善环境质量,才能拥有健康的环境。生态环境供给服务指标具体指标包括森林覆盖率、城市垃圾无害化处理率、已改水收益人口占农村人口比重、单位GDP二氧化硫排放。

"森林覆盖率"是反映森林资源的丰富程度和生态平衡状况的重要指标,加快生态环境建设最重要的途径之一就是提高森林覆盖率。

"城市垃圾无害化处理率"、"已改水收益人口占农村人口比重"、"单位GDP二氧化硫排放"指标的设定符合《"十三五"卫生和健康规划》中提出的主要任务——"着力改善城乡环境卫生面貌","开展城乡环境卫生整洁行动","加快实施农村饮水安全巩固提升工程,推动城镇供水设施向农村延伸","加强大气污染综合治理,改善大气环境质量"。

3.2 经济发展供给

经济发展对总体健康的影响具有正向和负向两方面。

1. 经济发展对总体健康的促进作用

经济发展是政府提供一切公共服务的前提,它为促进人口健康提供基本的物质保障。首先,经济发展直接带来社会物质财富的增加,为卫生医疗事业发展提供更多的资金支持,以用于疾病的防治、医疗技术和新型药物的研发、医疗卫生机构的创建和升级、卫生技术人员的培养、预防保健服务的普及等;其次,经济发展改善了生活习惯和环境,人们的饮食结构更加丰富、营养状况显著提高,用水安全、食品安全得到保证,传染病、营养不良等疾病发病率明显降低,促进总体健康水平的提高。

2. 经济发展对总体健康的负面影响

由经济发展带来的生活行为方式的改变、社会竞争压力等,反过来也会危害人口健康。首先，随着经济发展，人们的日常饮食、营养状况、卫生条件的转变也导致了抽烟、酗酒、吸毒、缺乏运动等不良行为的产生，心脑血管疾病、糖尿病、肥胖症、亚健康等“富贵病”发病率明显增加；其次，社会竞争压力增大，工作压力、人际交往压力不仅造成精神疾病、心理问题，也会给身体健康带来负面影响。

3.2.1　经济发展指数

依据“经济发展”下的三级指标，按照熵权法计算丝路沿线省区市的经济发展指数。从图 3—1 中看到，总体经济发展水平前几位的分别是浙江、江苏、广东和福建，经济发展指数明显高于其他省区市。

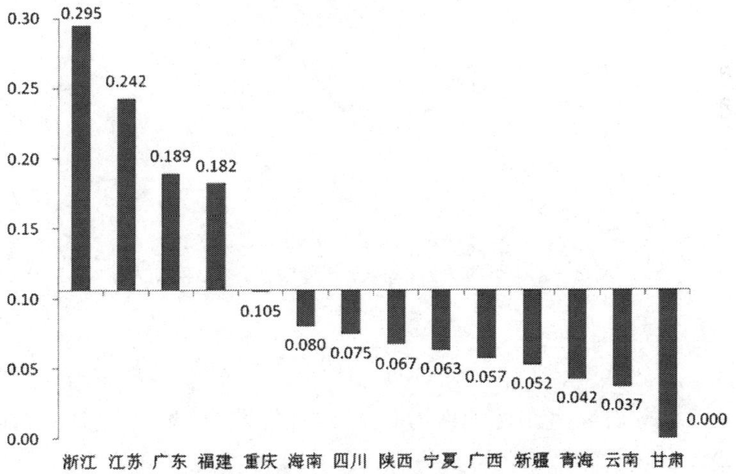

图 3—1　2015 年 14 省区市经济发展水平指数排序

在这 14 省区市中，重庆市近几年的经济发展特别突出。2015 年我国经济增长率首次“破七”达到 6.9%，而重庆却与西藏持在 11%的增长水平，成为 2015 年经济发展最快的两个省区。重庆市市长黄奇帆(2015)曾指出重庆经济快速发展的原因在于：第一，按国家要求主动强有力的进行了产业结构调整，转变经济增长方式；第二，在内陆开放上下了功夫，开放口岸，开放高地建设；第三，抓改革，把改革作为一种资源优化配置、调整生产关系、促进生产力的重要手段，使改革释放的红利成为加快发展的动力；第四，抓创新，积极鼓励科技创新，推动创新驱动战略性新兴产业发展。

3.2.2　构成指标分析

从图 3—1 和图 3—2 中可以看出，根据构建的经济发展水平下的四个三级指标，浙江的经济发展是具有明显优势；江苏的经济水平处于第二位，其中人均 GDP 指标最高；其次是广东、福建和重庆。图中显示其余各省区均不具有明显优势。

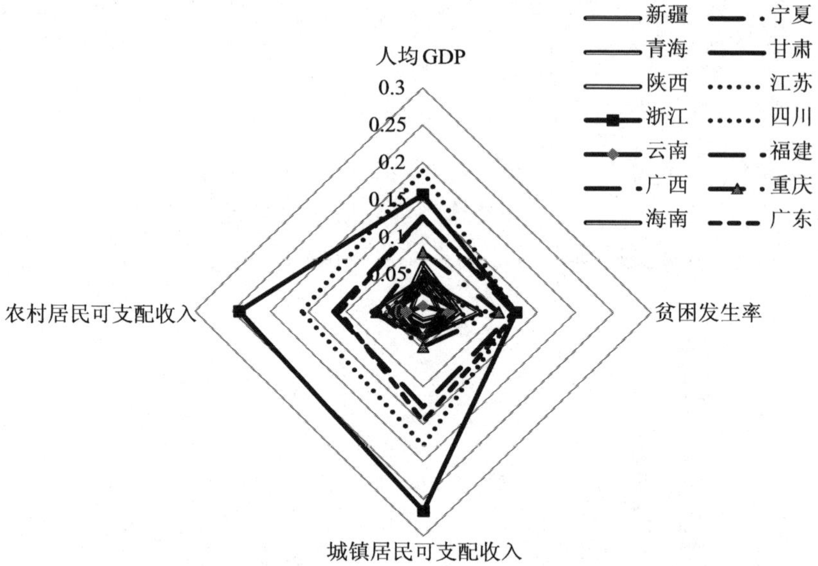

图 3—2 2015 年 14 省区市经济发展水平雷达图

1. 人均 GDP 指标

从图 3—3 中可以看出人均 GDP 在 14 省区市中出现了分层，2015 年各省经济发展水平表现出东部地区省区为第一梯队，分别是江苏、浙江、福建和广东。西部地区各省区市为第二梯队，前三位分别是重庆、陕西和宁夏。

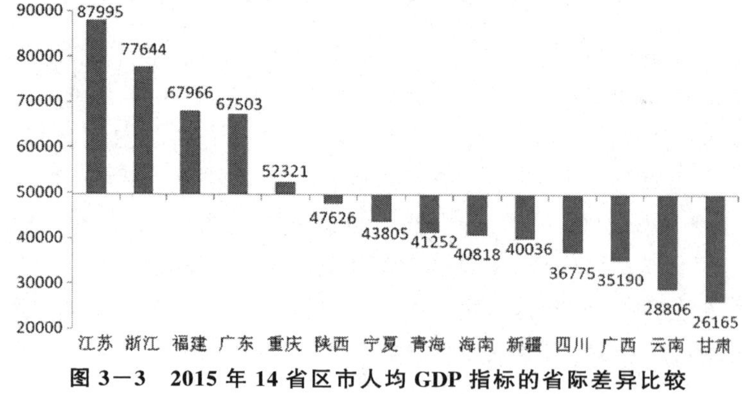

图 3—3 2015 年 14 省区市人均 GDP 指标的省际差异比较

2. 贫困发生率

根据国家扶贫办发布的数据，2013 年全国平均贫困发生率为 8.5%，广东、浙江、江苏、福建位于全国贫困发生率最低的前四位，重庆低于全国平均水平，同时在全国排名后 10 的省区市中丝绸之路经济带沿线省区占据了 7 个。可见，丝绸之路沿线省区的贫困程度出现了明显的两级分化。

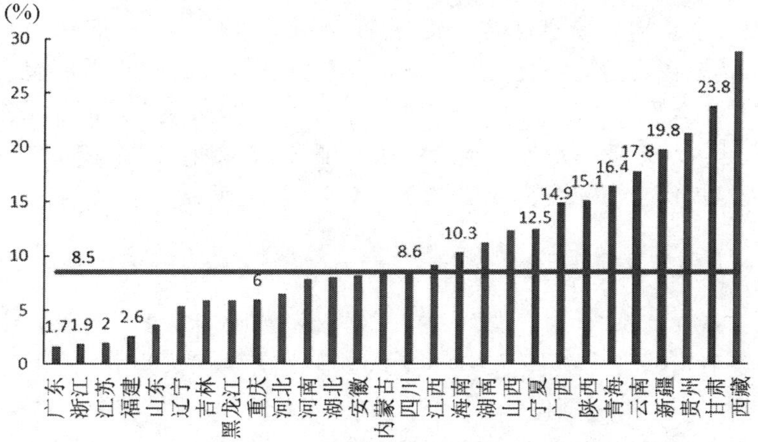

图 3—4　2013 年全国各省区市贫困发生率

3. *居民收入水平*

从图 3—5 中可以看出，2015 年各省区市城镇居民和农村居民可支配收入均明显表现出东部省为第一梯队，西部省区市为第二梯队。另外，通过分析数据的离散程度发现，农村居民可支配收入的离散系数为 0.34 大于城镇居民可支配收入的离散系数 0.20，可见在各省区市农村居民之间的收入差距大于城镇居民间的收入差距。

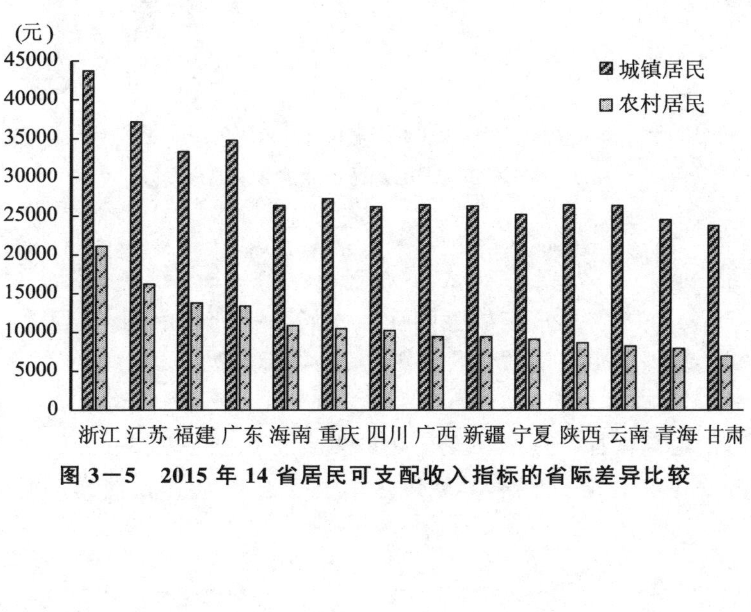

图 3—5　2015 年 14 省居民可支配收入指标的省际差异比较

3.3　社会发展供给

不管是传统社会还是现代社会，社会分层现象都普遍存在。随着我国经济体制、社会结构的转型，社会分层或社会不平等作为一种客观的社会过程或现象，逐渐在我国的社会发展中常态化。这种社会分层更多的表现为个人或群体在社会阶层中所处的位置，即社会地位的差异，最常用的 3 个衡量指标是教育、收入和职业。世界卫生组织研究证实，社会地位与健康状况、健康行为、健康意识均密切相关。

3.3.1 社会发展指数

依据指标体系"社会发展"下的三级指标，按照熵权法计算丝路沿线省区的社会发展指数。从图 3—6 中可以看出，广东社会发展指数显著优于其它省区市。四川、甘肃、云南位于后三位。值得注意的是，四川的经济发展在 14 省区市中处于中等水平，而社会发展却在最后一位。

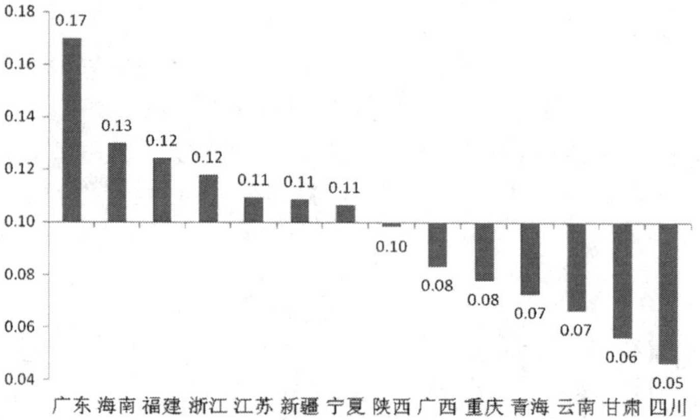

图 3—6　2015 年 14 省区市社会发展指数排序

3.3.2　构成指标分析

从图 3—7 中看出，广东的整体社会发展水平处于前列，且各项社会发展指标均衡。新疆自治区除城镇化率外，其余指标也处于靠前的位次。

1. 城镇化率

城镇化是衡量社会进步和现代化的重要标志之一。广东、浙江、江苏、福建的经济发展水平处于前列，其城镇化率也位于 14 省区市前列。值得注意的

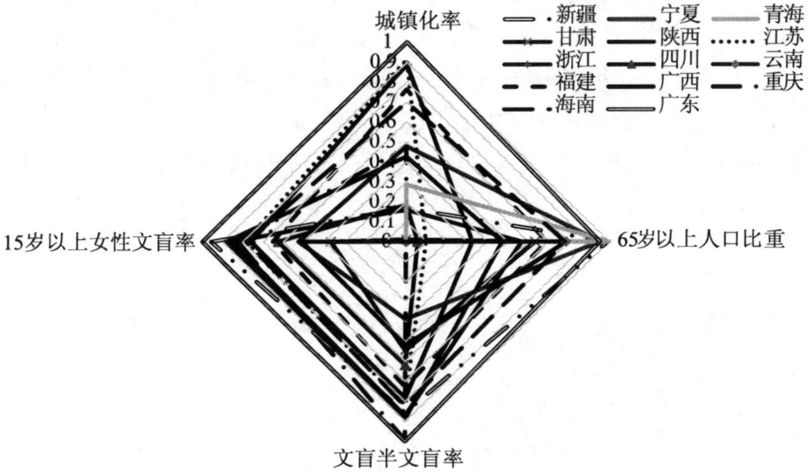

图 3—7　2015 年 14 省区市社会发展水平雷达图

是经济落后的宁夏的城镇化率却处于 14 省区市中的第六位。究其原因，是近几年宁夏把城镇化作为推进区经济社会发展的重大战略。2012 年，宁夏城乡结构发生历史性变化，城镇化率达 50.67%，居西北第一；2014 年，出台加快推进新型城镇化实施意见，实施“一主三副、两轴两带”重点项目 439 个，完成投资 555 亿元，有利推进了宁夏的城镇化发展。

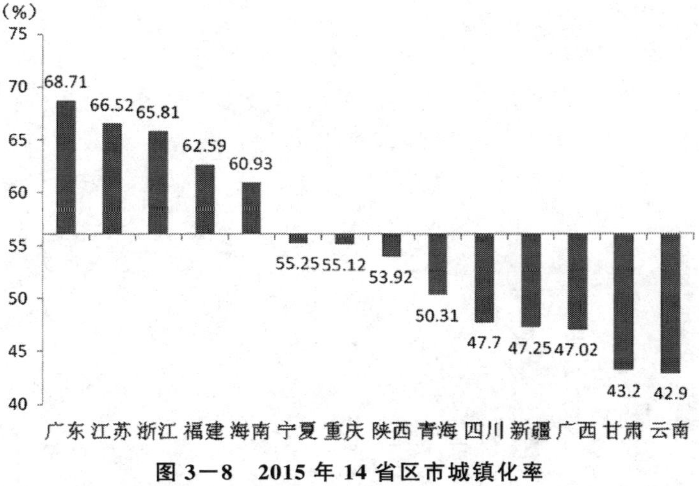

图 3—8　2015 年 14 省区市城镇化率

2. 65 岁以上人口比重

联合国世界卫生组织定义，65 岁以上老年人口占总人口的比例达到 7% 时，称为“老龄化社会”(Ageing Society)，达到 14%时称为“老龄社会”(Aged

Society)，如果老年人口比例达到20%，则被称为“超老龄社会”（Hyper-aged Society）。老年人口比例越高，越会形成人口老龄化问题。

人口老龄化一方面说明那些导致人类在青壮年时期死亡的传染性疾病已经不再是健康的主要威胁。但同时，人口老龄化会增加社会总体慢性病的发生率、增加老年失能以及心理问题的发生，同时长期住院也将占用大量的医疗资源。

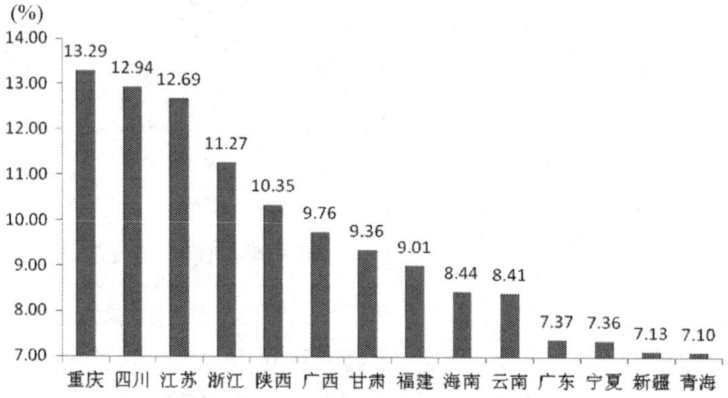

图3—9　2015年14省区市65岁以上人口比例

在对沿线14省区市的65岁以上人口比例的分析中看出，所有省区市的老年人比重均超过7%，全部进入“老龄化社会”。重庆市更是高达13.2%，接近“老龄社会”14%的临界值。

3. 文盲半文盲率和15岁以上女性文盲率

文盲半文盲率反映了一个地区的教育普及程度。图3—10显示，文盲半文盲率和15岁以上女性文盲率没有表现出明显的东西部区域特征。文盲半

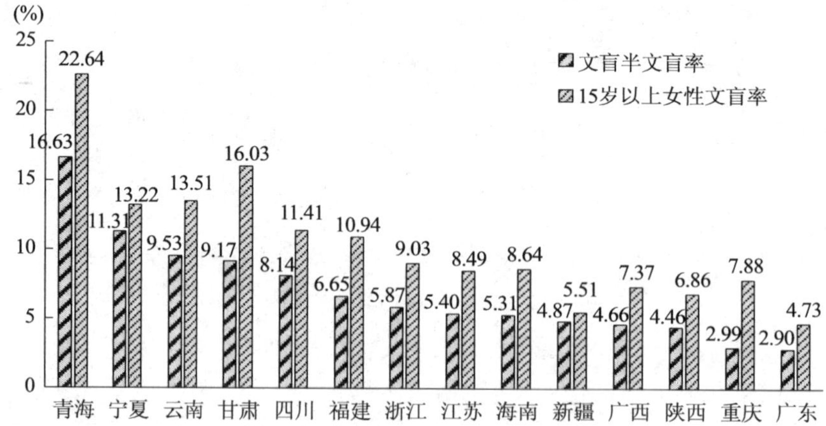

图3—10　2015年14省区市文盲半文盲率和15岁以上女性文盲率

文盲率最低的前三位分别是广东、重庆和陕西。陕西虽是西北内陆省份，但是教育大省，拥有 108 所高校和 120 多万高校大学生，良好的教育资源对区域文化水平具有积极的影响。

另外，从图 3－10 中可以看出，每个省区市的 15 岁以上女性文盲率均比较高，近年年鉴记录中女性文化水平普遍低于男性，这种状况是由政治、社会、经济、伦理、习俗等多种因素造成的。

3.4　医疗卫生供给

公共医疗卫生是作为财政性支出的一部分，在提高国民健康水平、改善民生、促进社会公平等方面的作用举足轻重。有研究表明，医疗卫生支出增加会显著改善人群的心理和生理健康（Berta，2004）。卫生投入结构在短期内直接影响民众健康保障能力和福利水平，长期来看对经济增长能力和增长方式转型都会构成深远影响。医疗资源（特别是初级医疗资源）人均拥有量对人口健康有积极作用，医疗资源有可能通过某种不可观察固定因素影响人口健康（齐良书，2008）。在《“十三五”卫生与健康规划》中提出“大力发展社会办医”，“鼓励社会力量兴办健康服务业”，“放宽社会力量举办医疗机构的服务领域要求，支持社会力量以多种形式参与健康服务”。发展社会办医是深化医药卫生体制改革、促进健康服务业发展的一项重要任务，是转变卫生发展方式、优化卫生资源配置的重要举措，对增加卫生资源供给、满足人民群众多层次医疗卫生服务需求具有积极意义。其中还指出“增强人民体质”，“推进基本公共体育服务体系建设，统筹建设全民健身场地设施”，全民健身对加强国民体质建设、提高人民总体素质具有十分重要的意义。

3.4.1　医疗卫生资源指数

依据“医疗卫生健康资源”下的三级指标，按照熵权法计算丝路沿线省区的健康资源水平指数。从图 3－11 中可以发现，浙江、江苏、四川的医疗卫生资源位于这 14 省区市中的前三位，海南、甘肃、云南位列最后三位。其中值得注意的是福建的健康资源处于倒数第五位，这与其经济发展、社会发展的优势地位是不匹配的。

3.4.2　构成指标分析

从图 3－12 中可以看出，没有哪个省区在医疗卫生健康资源各方面均表现突出。从外圈来看，浙江在“每千人口职业医师数”“农村居民人均医疗支

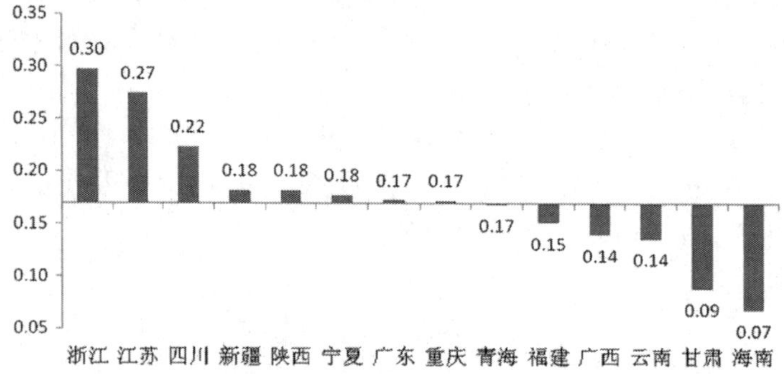

图 3—11　2015 年 14 省区市医疗卫生健康资源指数排序

出”方面处第一位，在“医院病床使用率”“城镇居民人均医疗支出”、“体育场地数量”居于前列，在“政府卫生支出占财政支出比重”“每千人口医疗卫生机构床位数”方面较为落后。从内圈来看，甘肃在各方面稍显落后，特别在“政府卫生支出占财政支出比重”指标上更是远远低于其他省区市。

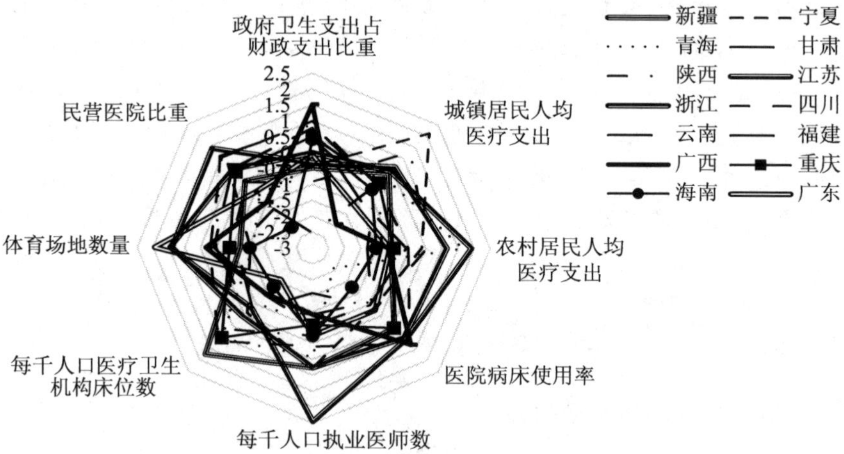

图 3—12　2015 年 14 省区市医疗卫生健康资源雷达图

1. 医疗卫生支出

(1)政府医疗卫生支出占财政支出比例

政府医疗卫生支出对总体健康的影响存在短期和长期的双重效应。从短期来看，政府增大卫生支出能满足个体或总体当前对健康的需求，及时获得高质量的卫生医疗服务，保持良好的生理状态和心理状态，达到较高的健康水平。从长期来看，政府卫生支出是对社会总体人力资本的投资，社会群体具备良好的健康条件才能提高其劳动能力，促进社会经济的发展，提高总体健康水平，从而形成良性循环。

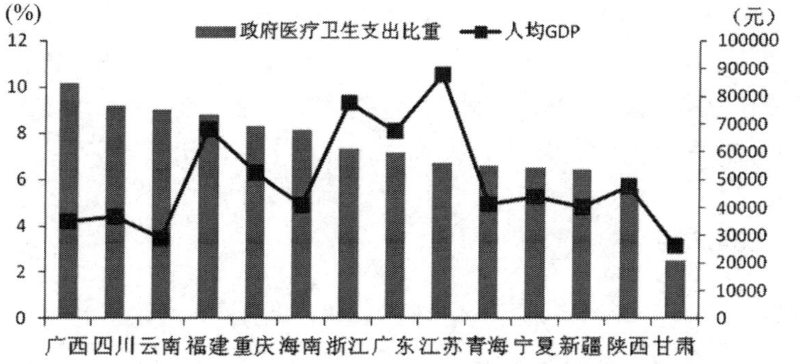

图 3—13　2015 年 14 省区市政府医疗卫生支出占财政支出比例与人均 GDP

2015 年各省市政府卫生支出占财政支出比例差异较大。支出比例最高的是广西，其医疗卫生支出占财政支出比重超过了 10%，比第二位的四川高了 1 个百分点；云南处于第三位，比重为 8.97%。另外，卫生支出比例与该省市的人均 GDP 没有直接的关系，从表 3—2 中可以看出，做相关分析后两者的相关系数也只有 0.07，且相关关系不显著。可见，经济发展水平并不是医疗卫生资源投入比例的直接影响因素。

表 3—2　2015 年各省区市政府医疗卫生支出比例与人均 GDP 相关系数

指　标	指标值
相关系数	0.070
相伴概率	0.813

(2)居民人均医疗保健支出

居民人均医疗保健支出分为城镇居民人均医疗保健支出和农村居民人均医疗保健支出。

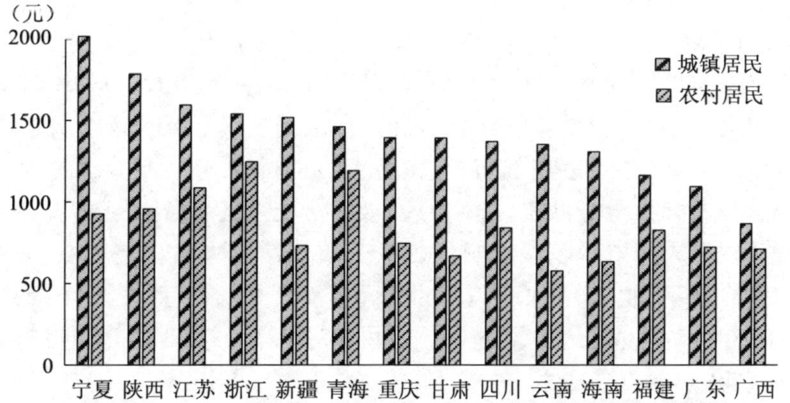

图 3—14　2015 年 14 省区市城镇居民和农村居民人均医疗保健支出

在14省区市中，宁夏、陕西、江苏的城镇居民人均医疗保健支出位于前三位，分别是2015.95元、1783.61元、1594.26元；广西、广东、福建位于最后三位，分别是866.24元、1096.42元、1165.3元。

浙江、青海、江苏的农村居民人均医疗保健支出位于前三位，分别是1246.3元、1190.87元、1088.2元；云南、海南、甘肃位于最后三位，分别是577.6元、634.5元、669.8元。

表3—3 居民人均医疗保健支出描述统计表

	样本数	最小值	最大值	平均数	标准差	标准差系数
城镇居民人均医疗保健支出	14	866.24	2015.95	1417.88	282.91	0.20
农村居民人均医疗保健支出	14	577.60	1246.30	847.77	207.87	0.25

从表3—3中看出，城镇居民人均医疗保健支出平均值为1417.88元，明显高于农村居民人均医疗保健支出的847.77元，这与城镇居民人均可支配收入是相关的。

但是，从标准差系数上看，农村居民人均医疗保健支出的变异程度却高于城镇居民人均医疗保健支出的，支出水平在各省间差异较大。

(3)医疗卫生支出结构分析

医疗卫生支出由政府财政支出和居民个人消费支出组成。两者的目标都是为了满足健康需求，两者具有一定的可替代性。但是，政府财政支出是为了满足总体需求，遵循公共支出效用最大化原则，其支出范畴是公共产品或准公共产品；个人消费支出是为了满足个人需求，遵循消费效用最大化原则，其支出用于购买私人产品。

政府财政支出和居民个人消费支出构成了全部医疗卫生支出内容。假设医疗卫生支出结构不合理，一方主体投入过多，将使得投入效率下降，最终构成对健康发展的负效应。假如个人消费支出较大，让民众个人承担过多的医疗费用支出，将导致短期健康消费能力不足，个人健康保障水平降低和生活质量恶化；同时，由于政府主体缺位、支出不足，也将导致总体健康水平下降和公共健康人力资本积累机制的丧失。假如政府支出比例过高，超过了社会经济发展水平，也会增加政府财政负担，损害整个卫生投入体系效率；同时，由于公共卫生投入的外部性，导致在个人卫生产品供给方面可能存在效率缺损风险，增加投资成本。

广西的城镇居民人均医疗保健支出在14省区市中是最少的、农村居民人均医疗保健支出也处于较低水平。而在前述分析中得知，广西的政府医疗卫生支出比重是 14 省区市中最高的，这样的结构比例体现了广西对公共卫生支出的重视。

2. 医疗卫生服务硬件

(1)每千人医疗机构床位数和每千人执业医生数

每千人床位数和每千人执业医生数是医疗卫生服务体系的核心资源要素。截至 2015 年底，我国每千常住人口拥有医疗卫生机构床位 5.11 张，每千人口执业医师数为 2.22 人。综合考虑人口总量、老龄化、城镇化等因素，为了保障医疗服务安全与质量，实现床位与人力资源的协调发展，《"十三五"卫生和健康规划》提出，到 2020 年，每千常住人口医疗卫生机构床位数控制在 6 张，每千人口执业(助理)医师数大于 2.5 人。

2015 年，新疆每千人床位数为 6.22 张，居丝路沿线 14 省区市的第一位，广东每千人床位数为 3.78 张，处最后一位。有 9 个省区低于全国平均水平，它们分别是江苏、宁夏、云南、甘肃、浙江、福建、广西、海南和广东。

浙江每千人口职业医师数为 2.9 人，居第一位；云南每千人职业医师数为 1.7 人，处最后一位。有 8 个省区低于全国平均水平，它们分别是陕西、海南、广东、重庆市、福建、甘肃、广西和云南。

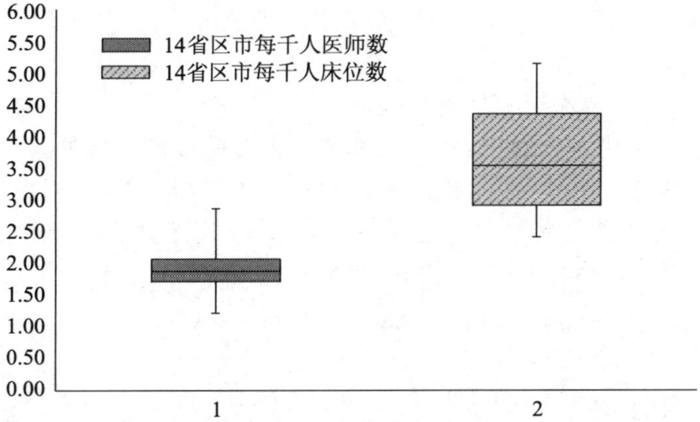

图 3—15　2015 年 14 省区市每千人医疗机构床位数和每千人口执业医师数

从箱线图 3—15 上看，数据基本呈现对称状态，每千人口职业医师数稍有偏下；数据相对集中，不存在离群值。

(2)医院病床使用率

医院病床使用率是医院每天使用床位与实有床位的比率，即实际占用的总床日数与实际开放的总床日数之比。它是衡量医院工作效率和管理质量的重要指标，体现医院病床的工作负荷情况。

根据原卫生部《综合医院分级管理标准(试行草案)》,二级医院床位使用率标准为85%～90%,三级医院床位使用率标准为85%～93%。病床使用率过低,说明病床有空闲,尚有潜力未能充分发挥;太高说明病床负担过重,没有足够的空间为患者服务。目前"看病难",其中一部分原因体现在"住院难",而床位使用未达标自然就成为了住院难的其中一个重要因素。

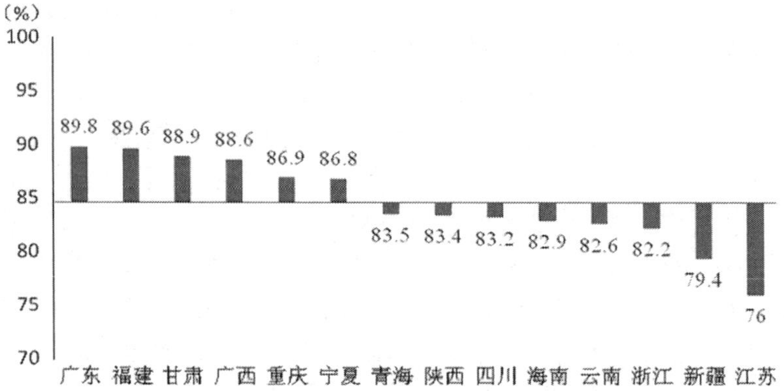

图3—16　2015年14省区市医院病床使用率

在14省区市中,广东的床位使用率最高达到了89.8%,另外的5个省区市福建、甘肃、广西、重庆、宁夏的使用率超过了85%,处于满负荷运行状态。其余省区使用率低于85%,其医疗资源未得到充分利用,江苏的使用率最低,仅为76%。

(3)民营医院占比

从图3—17中可以看出14省区市的民营医院数量占比差异较大,其中江苏比重最高为65.42%,海南最低仅为17.28%。近几年江苏积极加快民营医院的发展步伐。2012年江苏卫生厅专门出台了《江苏社会资本举办医疗机构投资指引》;2013年就鼓励社会办医和医师多点执业又出台政策措施;同时在

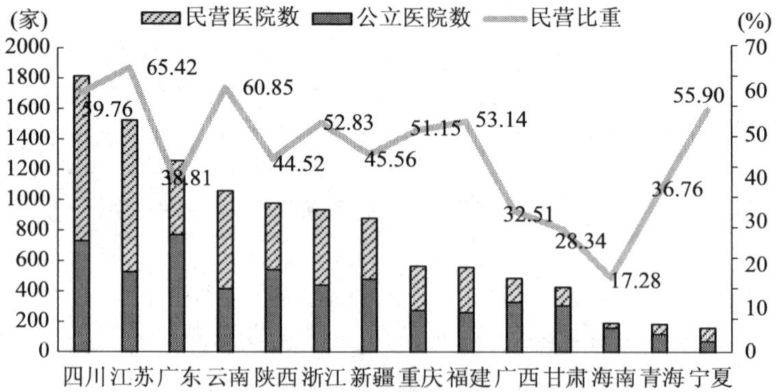

图3—17　2014年14省区市民营医院占医院总数的比重

推动民营医院改革发展上还有很多措施，比如税收、设备准入、医保等方面向民营医院倾斜。这些举措促使江苏成为全国民营医院发展的排头兵。

近几年全国民营医院数量呈现较快增长的态势，但其诊疗人次数和出院人数仍然只占很小的比例。这与现阶段民营医院规模偏小、服务能力相对较弱的特征直接相关。在“健康中国”的大背景下，我国医疗消费市场必将快速扩张。随着新医改的深化和市场医疗服务资源配置机制的逐步建立，民营医院市场份额还将继续提升，保持快速增长。

3. 体育场地数量

体育场地数量能够体现地区体育公共服务能力。从图 3—18 中可以看出，2013 年广东、浙江、江苏的体育场地数量位于前三位，均超过了十万座。青海、宁夏、海南的体育场地数量位于后三位，其中青海体育场地数量仅 7978 座。

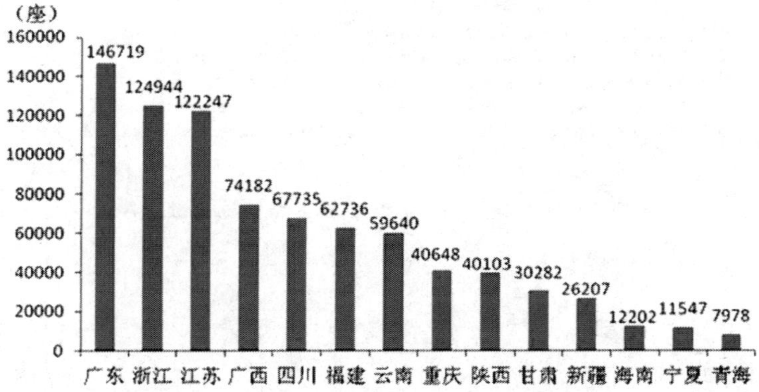

图 3—18　2013 年 14 省区市体育场地总数量

数据来源：《第六次全国体育场地普查数据汇编》

3.5　生态环境供给

随着我国经济的发展，生态环境遭破坏程度日趋严重，已经危害到国民的总体健康。环境污染和生态破坏使我国经济、社会受到严重损失，我国每年因大气污染所致肺心病疾病患者达 21.3 万人，慢性支气管炎患者为 150 万人。据中国环境科学研究院(2011)报告显示，由环境污染导致的我国居民疾病负担大约占整个疾病负担的 21%，高出美国 8 个百分点。Manfred(1995)利用德国的家庭生活调查数据进行研究后发现，健康与空气污染呈现显著的负向关系。Thomas(2010)认为，汽车尾气是心脏病发病和死亡的主要环境诱因。另外，空气中的污染物会造成儿童的发育迟缓、智力缺陷等(Schwartz,

2004;Bruce et al. ,2005)。

3.5.1 生态环境指数

依据“生态环境”下的三级指标,按照熵权法计算丝路沿线省区的生态环境水平指数。从图 3—19 可以看出,东部省份由于优越的地理位置和发达的经济水平,其生态环境指数也处在 14 省区市的前列,而整个西北五省区位列倒数后五位。

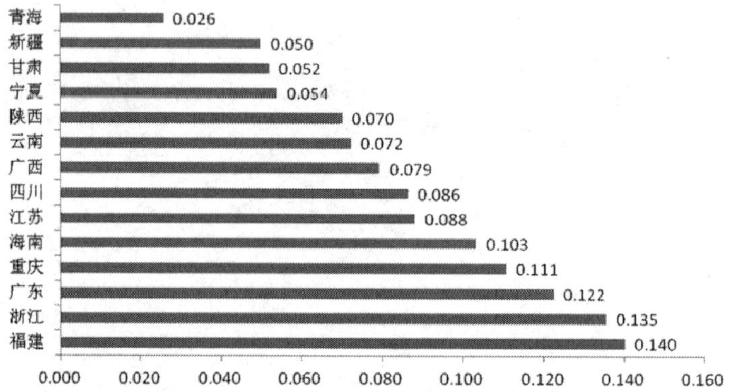

图 3—19　2015 年 14 省区市生态环境指数排序

3.5.2 构成指标分析

从图 3—20 中看出,各省区市在环境资源方面不存在绝对优势,而甘肃、青海的劣势较为明显。

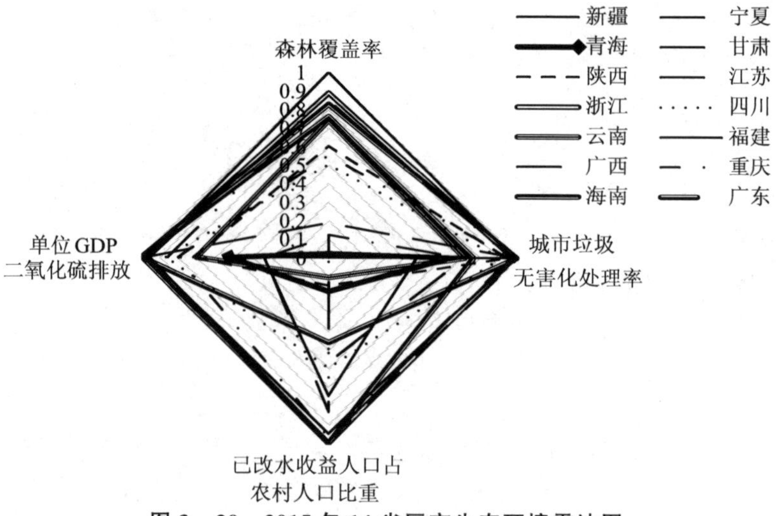

图 3—20　2015 年 14 省区市生态环境雷达图

1. 森林覆盖率

一个地区要保持良好的生态环境，其森林覆盖率一般要达到 30%。森林高覆盖是优越的自然环境的体现。森林是空气的净化物，有自然防疫作用，杀死空气中的病菌和微生物；森林是天然制氧厂，天然的消声器；森林对气候也有调节作用，有除尘和对污水的过滤作用。

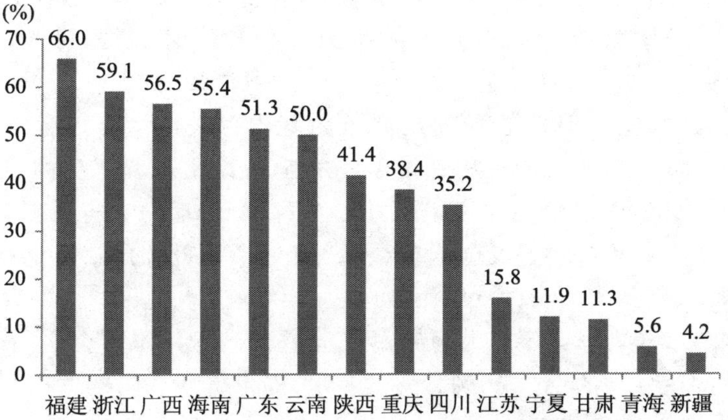

图 3—21　2015 年 14 省区市森林覆盖率

从图 3—21 中看出，东部省区森林覆盖率普遍较高，福建、浙江、广西居前三位，西部省区市由于自然环境限制，森林覆盖率较低，最低的 3 个省区是新疆、青海和甘肃。

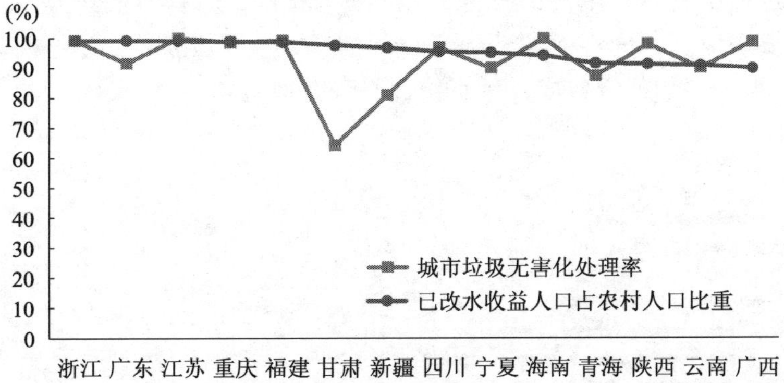

图 3—22　2015 年 14 省区市城市垃圾无害化处理率和已改水受益人口比重

2. 生活环境

城市垃圾无害化处理率和已改水受益人口占农村人口比重反映了生活卫生环境状况。

随着工业化的发展,城镇化率的提高,人口快速向城市密集,城市垃圾产生量急剧增加,对人们生活的周边环境条件,诸如空气、水源、土壤等带来了各种程度不同的影响,控制垃圾污染已成为促进城市人口健康亟需解决的问题。通过垃圾无害化处理,可以提高资源的回收率,实现城市的可持续发展,降低对人口健康的伤害。从图 3－22 中看到,随着经济发展和社会进步,各省区城市垃圾无害化处理率完成情况较好,基本都在 90%以上,江苏和浙江的处理率更是达到了 100%;但甘肃的比例只有 64.2%,新疆为 80.9%,青海为 87.2%。

另一方面,安全卫生的水源是健康的基本保证。世界卫生组织调查表明,在发展中国家,80%的疾病是由于不安全的饮用水和恶劣的卫生条件造成的,水质不良可引起多种疾病,通过饮水发生和传播的疾病就有 50 多种,不安全的饮用水每年导致超过全球 500 万人死亡。因此饮用水安全直接关系到人类健康。目前,我国农村饮用污染地表水和地下水、氟砷含量超标的水、苦咸水已成为威胁农民健康三大隐患,3 亿多农民的饮用水不合格,农村饮用水符合饮水卫生条件的仅为 66%。通过改水,提供优质合格的饮用水对维护和提高卫生水平,增进健康有重要意义。从图 3－22 中看到,已改水受益人口占农村人口比重都在 90%以上。但广西、云南、陕西、青海四省区的比重在 90%左右。

3. 单位 GDP 二氧化硫排放

空气污染主要来源于工农业生产中燃料的燃烧和生产过程中的排放,另外交通运输中机动车尾气的排放即生活炉灶和采暖锅炉的排放也是空气污染的主要来源。空气污染,会导致急性中毒、导致呼吸系统、免疫系统的慢性病,给人类生存和健康造成各种直接、间接的危害。

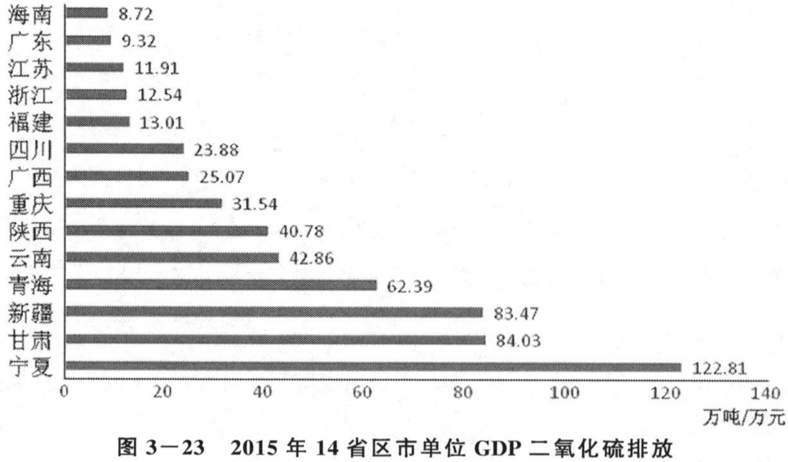

图 3－23　2015 年 14 省区市单位 GDP 二氧化硫排放

其中，空气污染物中的二氧化硫对人体健康影响较为明显，它刺激人体的眼和鼻粘膜等呼吸器官，引起鼻咽炎、气管炎、支气管炎、肺炎及哮喘病、肺心病等疾病的发生。单位 GDP 二氧化硫排放已成为国家约束性减排指标之一。从图 3—23 中看出，海南单位 GDP 二氧化硫排放最小，为 8.72 万吨/万元。海南没有重工业，旅游业是其支柱产业，因此单位 GDP 二氧化硫排放无疑是最小的。其次是广东、江苏、浙江和福建等东部沿海省区，西部地区特别是西北地区的单位 GDP 二氧化硫排放最高，呈现出高排放的特征。

3.6 总指数分析

综合经济发展、社会发展、医疗卫生健康资源和生态环境四方面的因素，可以得出丝绸之路经济带沿线 14 省区市的公共健康服务供给总指数（见表 3—4）。浙江、江苏、广东分别为公共健康服务供给的前三位，福建紧随其后，甘肃、青海、云南分别为公共健康服务供给的最后三位。

表 3—4　2015 年 14 省区市公共健康服务供给总指数及各分类指数

地区	公共健康服务供给		经济发展		社会发展		医疗卫生健康资源		生态环境	
	总指数	排序	指数	排序	指数	排序	指数	排序	指数	排序
浙江	0.846	1	0.295	1	0.118	4	0.297	1	0.135	2
江苏	0.713	2	0.242	2	0.109	5	0.274	2	0.088	6
广东	0.654	3	0.189	3	0.170	1	0.173	7	0.122	3
福建	0.598	4	0.182	4	0.124	3	0.151	10	0.140	1
重庆	0.465	5	0.105	5	0.078	10	0.172	8	0.111	4
四川	0.431	6	0.075	7	0.047	14	0.223	3	0.086	7
陕西	0.417	7	0.067	8	0.099	8	0.182	5	0.070	10
宁夏	0.401	8	0.063	9	0.107	7	0.178	6	0.054	11
新疆	0.393	9	0.052	11	0.109	6	0.182	4	0.050	13
海南	0.381	10	0.080	6	0.130	2	0.068	14	0.103	5
广西	0.360	11	0.057	10	0.083	9	0.140	11	0.079	8
云南	0.312	12	0.037	13	0.067	12	0.136	12	0.072	9
青海	0.310	13	0.042	12	0.073	11	0.169	9	0.026	14
甘肃	0.197	14	0.000	14	0.057	13	0.088	13	0.052	12
均值	0.463	—	0.106	—	0.098	—	0.174	—	0.085	—

从雷达图3—24中可以看出，浙江、江苏和广东优势明显，分类指数明显优于其他省区市，而其他省区市指数间的差异不明显。

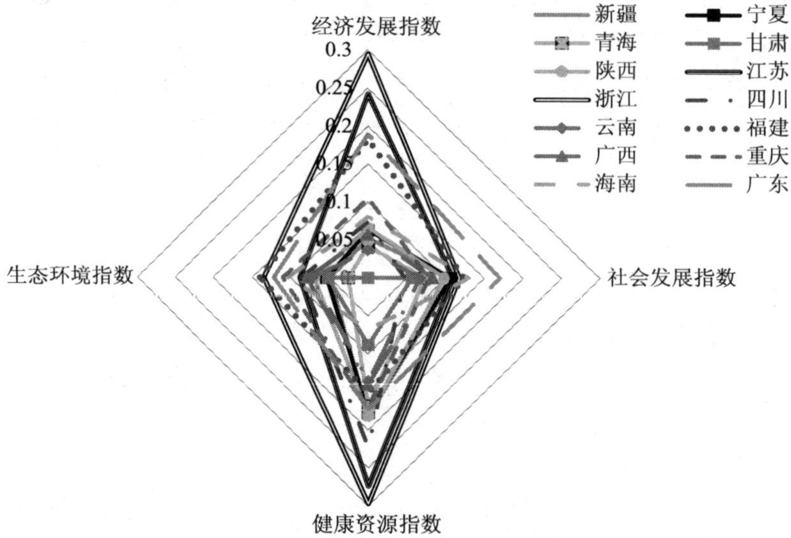

图3—24　2015年14省区市分类指数雷达图

另外，通过表3—5分析发现，总指数与经济发展指数之间呈高度正相关，且相关关系显著；与其它指数的相关程度不高。

表3—5　各方面供给指数与总指数的相关系数

	公共健康服务供给总指数	
	相关系数	相伴概率
经济发展指数	0.988	0
社会发展指数	0.61	0.02
医疗卫生指数	0.756	0.002
生态环境指数	0.742	0.002

3.7　区域比较

在上述的分析中我们可以看到公共健康服务存在明显的地域差异性，本部分将从东西部地区之间以及西北五省内部做进一步比较研究。

3.7.1　东西部区域间的比较分析

把丝绸之路经济带14个沿线省区市按照地理位置划分为东部地区、西北地区和西南地区。东部地区包括江苏、浙江、广东、福建和海南；西北地区包含新疆、宁夏、陕西、甘肃和青海；西南地区包括云南、四川、广西和重庆。

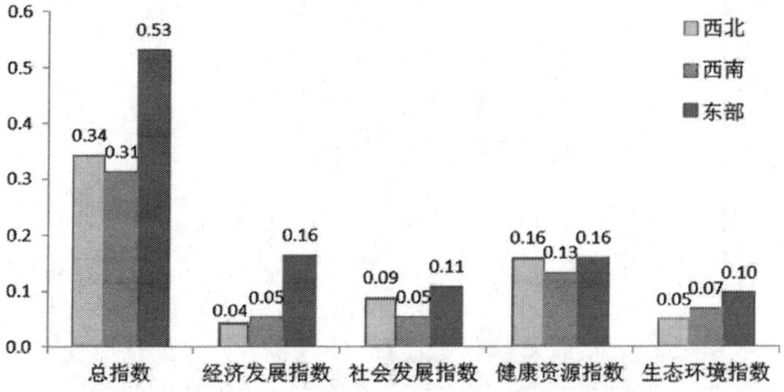

图 3－25　2015 年各区域公共健康服务供给指数

近几年，西南的经济增长速度一直位于前列。截止到 2016 年第三季度，重庆市 GDP 增速已连续十一个季度位居全国第一。四川人口密集、资源丰富，民营经济发展活跃；云南水能资源富饶、旅游资源丰富；广西这两年随着交通、能源、通讯等方面基础设施的建设完善，公路、铁路、机场、港口、通讯等方面的能力大为增强，明显地改善了投资环境，赶超的优势明显，发展潜力巨大。

在社会发展水平上，东部地区仍然处于第一位，其次是西北地区，最后是西南地区。在医疗卫生健康供给资源方面，西北地区与东部地区几乎相当，西南地区稍有落后。在生态环境方面，东部地区优于西南地区，优于西北地区。

3.7.2　西北五省内部的比较分析

从图 3－26 中可以清楚地看出，西北五省区在公共健康服务总供给的排名，分别是陕西、宁夏、新疆、青海和甘肃。

陕西在总指数、经济发展指数、生态环境指数上都处于第一位。健康资源指数并列第一位，其下属各指标均处于中等偏上水平，特别是城镇居民人均医疗支出处在前列。但是，其社会发展指数处于第三位，由于其 65 岁以上人口比重明显高于其他省区。

宁夏在经济发展、社会发展、健康资源、生态环境上表现虽然均不突出，但是其各方面发展均衡，紧跟陕西之后，总指数位于第二位。

新疆的健康资源指数和社会发展指数表现优异，均排在第一位。新疆在健康资源和社会发展方面下属各项指标的排名均排在前列，且发展均衡。

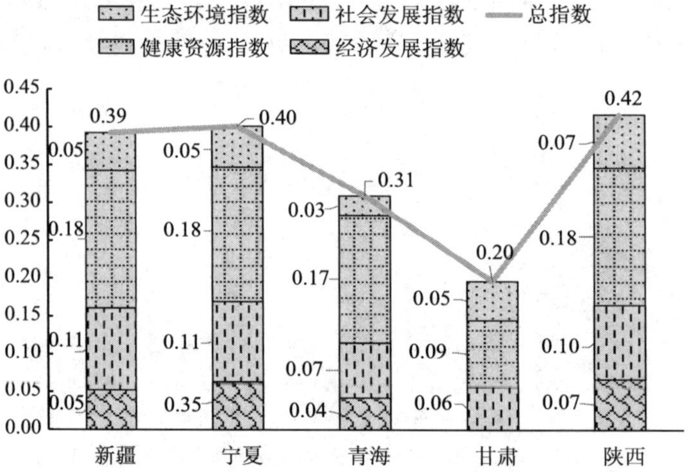

图 3－26　2015 年西北 5 省区公共健康服务供给指数

青海公共健康服务供给总指数处于西北第四位。健康资源指数位于第四位。

依据建立的指标体系和评价方法，甘肃处于最后一位。主要原因在于其经济发展指数、社会发展指数、健康资源指数均排在最后一位，且远远落后于其他省区，因此其排名无疑就成了最后一位。只有生态环境指数优于青海和新疆，并列第二位。

3.8　本章小结

3.8.1　结论

1. 公共健康服务供给总指数与经济发展指数的关系较为密切。在四个分类指数与总指数的关系定量分析中，可以明显看出公共健康服务供给总指数与经济发展指数的关系最为密切，且相关关系显著。

2. 公共健康服务供给存在明显的区域不平衡性，东部地区各省区供给水平远高于西南、西北地区各省区市。无论在总指数还是各分类指数的排名中，均体现出东部省区的明显优势。

3. 整个西部地区明显落后。其中西南地区与西北地区的差异不明显，西南地区的经济发展、生态环境略优于西北地区，而西北地区的社会发展和医疗卫生健康资源略优于西南地区。

3.8.2　政策建议

1. 推进健康建设首先需要发展经济。经济水平是医疗卫生事业发展的基础，经济的发展、居民收入的增加，无疑可以促进健康事业的发展，提升全民的健康水平。推动西部地区的经济发展，切实提高落后地区人群的可支配收入，以此刺激相关产业的需求，尤其注重医疗卫生和公共服务产业、体育产业、福利产业的推进。

2. 政府应加大经济欠发达地区的医疗卫生资源投入。全国可以统一制定医疗卫生资源配置最低标准，建立基本的社会医疗保障体系。目前，各级政府也正在推动健康领域基本公共服务均等化，逐步缩小地区、人群间基本健康服务和健康水平的差异，以实现健康中国建设的根本目的——全民健康。

3. 政府在提供基本公共健康服务的基础上，应采取鼓励政策，引导社会资本参与医疗卫生非基本公共服务，发展多种所有制形式的医疗机构，满足各区域群众多层次、多样化的需求。

第4章
公共健康服务需求

对公共健康服务需求的分析是基于对人口健康的全人群和全生命周期的现状研究。其健康评价已不限于联合国用以国家或地区人口健康水平的预期寿命、婴儿死亡率、儿童死亡率三个指标。

4.1 需求指标体系

鉴于前文供需指标体系的建立原则，本部分构建适合我国目前健康状况和健康有效需求的指标体系。

4.1.1 指标体系的构建

1989年联合国世界卫生组织(WHO)对“健康”作了新的定义，即“健康不仅是没有疾病，而且包括躯体健康、心理健康、社会适应良好和道德健康”。由于人们对“健康”的认识程度的不同，所以在对健康进行统一的衡量时，就比较困难。宏观方面，联合国在2003年将预期寿命、婴儿死亡率、儿童死亡率作为国家或地区人口健康水平的主要三个指标；世界卫生组织对所有会员国1997年卫生系统效能进行估算时，将经残疾率校正的预期寿命和儿童死亡率作为评测国家和地区总体健康水平的指标。考虑到数据的可得性，国内研究在对健康进行衡量的时候，采用人口死亡率、婴幼儿死亡率、孕产妇死亡率、平均预期寿命居多(张宁，2006；王俊，2007；陈天祥和方敏，2016)。微观层面，中国健康与营养调查(China Health and Nutrition Survey)和中国健康与养老追踪调查(China Health and Retirement Longitudinal Study)在衡量健康状况后定义了不同等级的健康状况分类，通过被采访人的填写内容来界定所处于的健康状况，然后对不同层次的人群进行分析(尹庆双等，2011)。

鉴于指标的可量化、数据的可得性和数据的可比性，本书从人寿状况和疾病状况两个方面来衡量健康状况宏观层面的需求，建立的公共健康需求指标体系如下：

表 4—1　丝绸之路经济带沿线省区公共健康需求评价指标体系

一级指标	二级指标	三级指标	单位
公共健康需求指标体系	人寿状况	孕产妇死亡率	1/10 万
		围产儿死亡率	‰
		人口平均预期寿命	岁
	疾病状况	甲乙类法定报告传染病发病率	1/10 万
		甲乙类法定报告传染病病死率	%
		甲乙类法定报告传染病死亡率	1/10 万

4.1.2　指标解释

指标体系中"人寿状况"体现生命期内的寿命长短，"疾病状况"体现生命期内的身体状况。

1. 孕产妇死亡率

从妊娠开始到产后 42 天内，因各种原因（除意外事故外）造成的孕产妇死亡均计在内。由于其比例较小，因而分母多以万或十万计。即每万例活产或每十万例活产中孕产妇的死亡数为孕产妇死亡率。全世界每天约有 1000 名妇女死于与妊娠或分娩有关的并发症。几乎所有这些死亡都发生在发展中国家，而且大多数本来是可以预防的。改善孕产妇健康是国际社会于 2000 年通过的八个千年发展目标中的一个。降低孕产妇死亡率，提高孕产妇健康状况对于提高整体人群健康状况有主要促进作用。

2. 围产儿死亡率

围产儿死亡指孕满 28 周或出生体重达 1000 克及以上的死胎，死产至出生后 7 天内的早期新生儿死亡，其中不含因计划生育要求引产所致的死胎，死产数。研究表明，在发展中国家的低收入地区的围产儿死亡率比高收入地区的高。围产儿死亡率与乡镇农民的人均纯收入呈负相关（吴擢春等，2004），同时，由于种种原因未能进行定期孕检和产前检查的孕妇，而导致的孕产妇并发症是导致围产儿死亡率的主要因素（刘兴会等，2001）。由此可见，围产儿死亡率与经济、社会等因素也有密不可分的关系。

3. 人口平均预期寿命

人口平均预期寿命是指假若当前的分年龄死亡率保持不变，同一时期出生的人预期能继续生存的平均年数。它以当前分年龄死亡率为基础计算。寿命的长短受两方面的制约。一方面,社会经济条件、卫生医疗水平限制着人们的寿命,所以不同的社会、不同的时期,寿命的长短有着很大的差别;另一方面,由于体质、遗传因素、生活条件等个人差异,个体间的寿命长短相差也会较大。

4. 甲乙类法定报告传染病发病率、病死率、死亡率

法定传染病指的是各政府在其传染病防治法规内,条列出特定项目的传染病。发生时,医师或医疗机构需向卫生主管机关报告,并依照法律的规定进行治疗甚至隔离等措施。被列为法定传染病者通常是具传播速度快、病情严重、致死率高等特性。由此可见,传染病的有效控制对人们的健康状况有非常大的影响。

甲类传染病也称为强制管理传染病,包括鼠疫和霍乱 2 种。对此类传染病发生后报告疫情的时限,对病人、病原携带者的隔离、治疗方式以及对疫点、疫区的处理等,均强制执行。乙类传染病也称为严格管理传染病共 26 种,包括:传染性非典型肺炎、艾滋病、病毒性肝炎、脊髓灰质炎、人感染高致病性禽流感、麻疹、流行性出血热、狂犬病、流行性乙型脑炎、登革热、炭疽、细菌性和阿米巴性痢疾、肺结核、伤寒和副伤寒、流行性脑脊髓膜炎、百日咳、白喉、新生儿破伤风、猩红热、布鲁氏菌病、淋病、梅毒、钩端螺旋体病、血吸虫病、疟疾、人感染 H7N9 禽流感。对此类传染病要严格按照有关规定和防治方案进行预防和控制。

甲乙类法定报告传染病发病率是指某年某地区每 10 万人口中甲、乙类法定报告传染病发病数。即:

甲乙类法定报告传染病发病率＝甲、乙类法定报告传染病发病数/人口数×100000

甲乙类法定报告传染病死亡率是指某年某地区每 10 万人口中甲、乙类法定报告传染病死亡数。即:

甲乙类法定报告传染病死亡率＝甲、乙类法定报告传染病死亡数/人口数×100000

甲乙类法定报告传染病病死率是指某年某地区甲、乙类法定报告传染病死亡数与发病数之比。即:

甲乙类法定报告传染病病死率＝甲、乙类法定报告传染病死亡数/发病数×100%

4.2　公共健康需求分析

在上述公共健康需求评价指标体系基础上，对丝路沿线省区市的健康需求逐一分析。

4.2.1　人寿状况差异分析

1. 孕产妇死亡率的省际差异分析

从图 4－1 中看，2014 年新疆的孕产妇死亡率最高，达到 39.1/10 万，远远高出这 14 省区市的均值 16.61/10 万。孕产妇死亡率最低的是江苏，孕产妇死亡率为 1.9/10 万。新疆、青海、云南、甘肃、四川、重庆要高于均值，其中新疆和青海远远高于其它省区市；海南、宁夏、广西、陕西、福建、广东、浙江、江苏均低于均值。

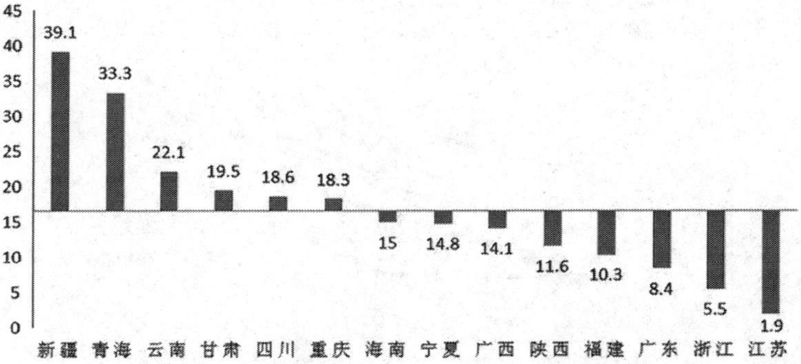

图 4－1　2014 年丝路沿线 14 省区市孕产妇死亡率比较

2. 围产儿死亡率的省际差异分析

从图 4－2 看出，2005－2014 年各省区市的围产儿死亡率均有不同程度

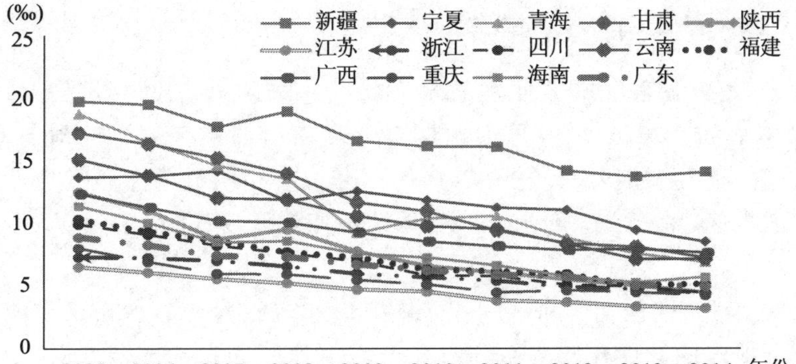

图 4－2　2005－2014 年 14 省区市围产儿死亡率差异分析

的下降，东部地区的围产儿死亡率较低，西北部地区的围产儿死亡率较高。2014年江苏的围产儿死亡率最低，为3.28‰；新疆的围产儿死亡率最高为14.27‰，与其它省区市的差距较大，并且在2014年有上升趋势。从趋势上看，青海的围产儿死亡率下降幅度最大，由18‰下降到了7‰；重庆市的下降幅度最小，由8‰下降到了4‰。

3. 预期寿命的省际差异分析

从1990—2010年，各省区的预期寿命都得到了明显提高，预期寿命区间由60～74岁提升到了68～78岁。各省区在不同年份存在大致相同的差距，但差距有减小的趋势，东部地区的预期寿命高于西部地区的预期寿命。2010年，浙江的预期寿命最高，将近78岁；云南预期寿命最低，不到70岁。20年间，青海的预期寿命提升幅度最大，预期寿命提升将近10岁；广东的预期寿命提升幅度最小，预期寿命提升4岁。

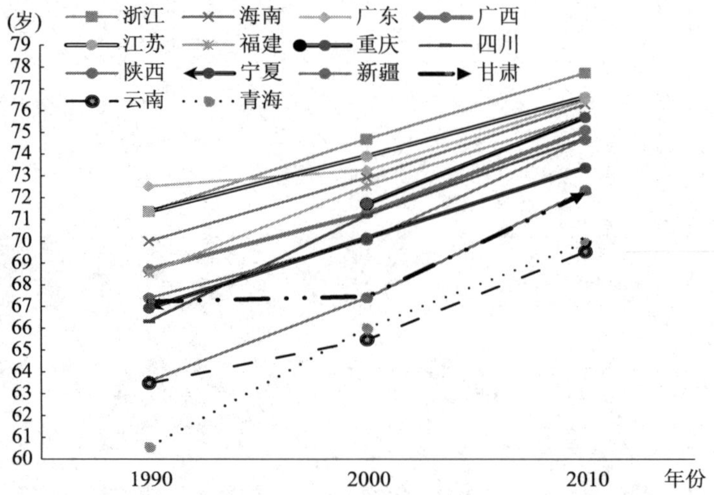

图4—3 1990—2010年14省区市预期寿命差异比较

注：2000年以前重庆市的预期寿命纳入四川

图4—4为各省区市分性别的寿命状况。2010年，男性预期寿命区间在67～76岁之间，东部地区的男性预期寿命高于西部地区的男性预期寿命，青海和云南的男性预期寿命较低，与其他省区市存在明显的差距。男性预期寿命最高的省区市是浙江，约为76岁；男性预期寿命最低的省区市为云南，约为67岁。

2010年，女性预期寿命区间在72～80岁之间，每个省区市都有明显的提高。东部地区的女性预期寿命依旧高于西部地区的女性预期寿命，青海和云南的女性预期寿命较低，与其他省区市存在明显的差距。女性预期寿命最高

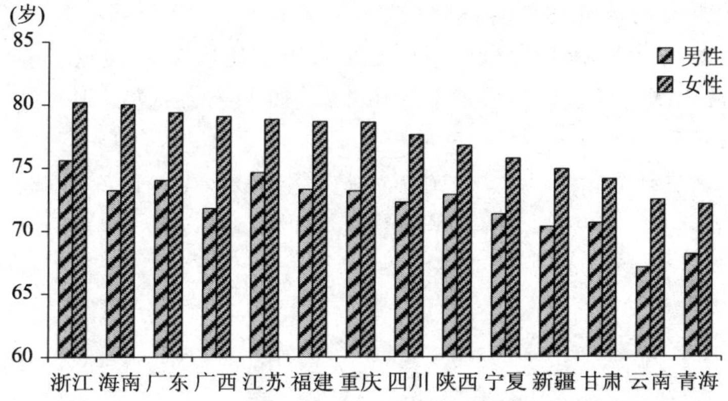

图 4—4　2010 年丝路沿线省区市男女预期寿命差异比较

的省区市是浙江，约为 80 岁；女性预期寿命最低的省区市为青海，约为 72 岁。

从男女预期寿命对比上来看，男性的预期寿命明显低于女性。其中，海南和广西的预期寿命差距较大，这两个省区的女性预期寿命要比男性预期寿命高出 7 岁左右。预期寿命差距较小的省区市为青海、甘肃和陕西，差距在 4 岁左右。

4.2.2　疾病状况差异分析

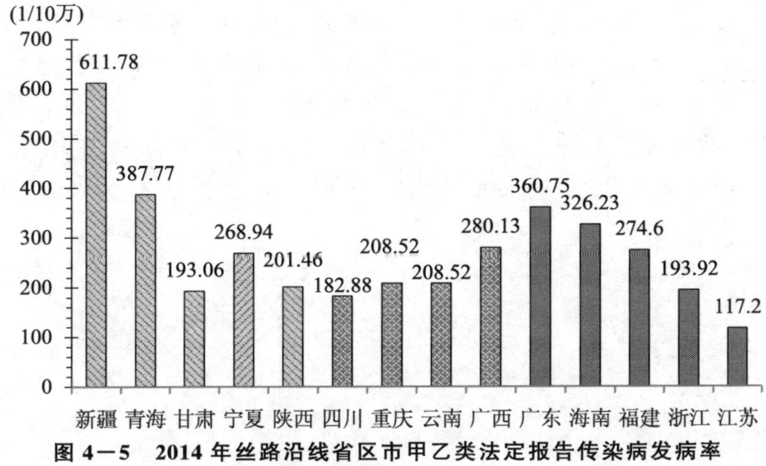

图 4—5　2014 年丝路沿线省区市甲乙类法定报告传染病发病率

图 4—5 中，左边 5 个省区（新疆、青海、甘肃、宁夏、陕西）为西北地区，中间 4 个省区市（四川、重庆、云南、广西）为西南地区，右边 5 个省区（广东、海南、福建、浙江、江苏）为东部地区。从单个省区市来看，东南沿海的一些省区的发病率反而大于内陆省区市，说明传染病的发病率与经济发展程度没有直接关系。从区域来看，西南地区的传染病发病率较低，只有广西的传染病发

病率相对西南地区的其他省区市较高，为 280.13/10 万；其次是东部地区，江苏和浙江传染病发病率较低，其中江苏的传染病发病率最低，为 117.29/10 万，广东在东部地区发病率最高，为 360.75/10 万；最后是西北地区，西北地区的传染病发病率不均匀，发病率最低的省区是甘肃，为 193.06/10 万；发病率最高的省区是新疆，为 611.78/10 万。整体上来看，无东西部区域分化特征。

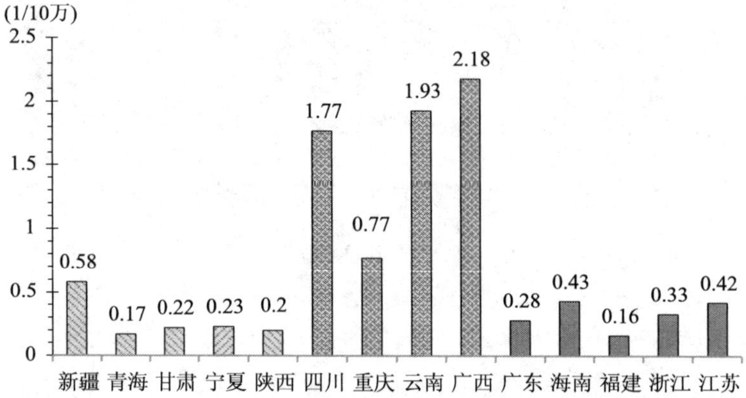

图 4—6　2014 年丝路沿线省区甲乙类法定报告传染病病死率

图 4—6 中，左边 5 个省区（新疆、青海、甘肃、宁夏、陕西）为西北地区，中间 4 个省区市（四川、重庆、云南、广西）为西南地区，右边 5 个省区（广东、海南、福建、浙江、江苏）为东部地区。可以看出具有明显的区域差异，从区域上看，西北地区相对较好，只有新疆传染病死率较高，说明新疆在传染病治疗上相对其他省区较差；其次是东部地区，传染病病死率整体较低；最后是西南地区，传染病病死率整体上远远高于其他省区。从单个省区来看，传染病病死率最低的省区是福建，最高的省区为广西，传染病病死率为 2.18/10 万，云南

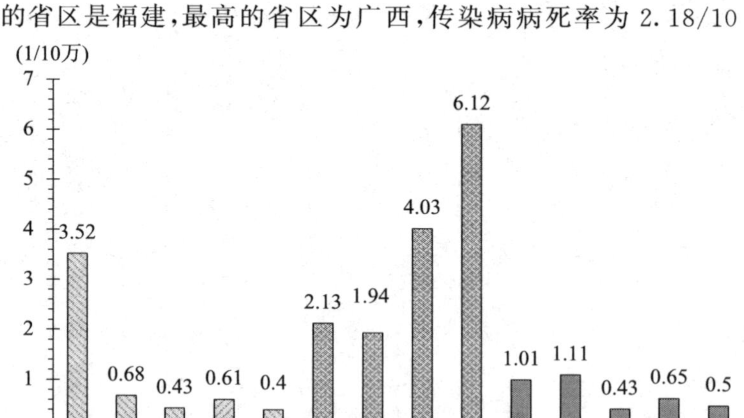

图 4—7　2014 年丝路沿线省区甲乙类法定报告传染病死亡率

和四川的传染病病死率也比较高，分别为 1.77/10 万和 1.93/10 万。

图 4—6 中，左边 5 个省区（新疆、青海、甘肃、宁夏、陕西）为西北地区，中间 4 个省区市（四川、重庆、云南、广西）为西南地区，右边 5 个省区（广东、海南、福建、浙江、江苏）为东部地区。观察图 4—7，从区域上看，东部地区相对较好，整体不高，说明东部地区在传染病并不是主要死因。其次是西北地区，大部分省区市较低；最后是西南地区，死亡率整体偏高。从单个省区市来看，传染病死亡率最低的省区是陕西，传染病死亡率为 0.4/10 万。最高的省区为广西，死亡率为 6.12/10 万，其次是云南，传染病死亡率为 4,03/10 万，说明传染病为西南地区的主要死因之一。

4.3　需求指数比较

根据搜集的数据，利用熵权法分别计算丝绸之路沿线省区市人寿状况指数、疾病指数和公共健康需求总指数。

表 4—2　丝路沿线省区市健康需求指数分析

地　区	公共健康需求		人寿状况		疾病状况	
	总指数	排序	指数	排序	指数	排序
江　苏	0.954	1	0.476	1	0.478	1
浙　江	0.918	2	0.463	2	0.455	4
陕　西	0.845	3	0.375	5	0.47	3
福　建	0.839	4	0.391	4	0.448	5
广　东	0.808	5	0.417	3	0.391	9
海　南	0.768	6	0.372	6	0.395	8
重　庆	0.73	7	0.368	7	0.362	10
甘　肃	0.718	8	0.247	11	0.471	2
宁　夏	0.71	9	0.271	10	0.439	6
四　川	0.691	10	0.345	8	0.346	11
青　海	0.547	11	0.146	13	0.401	7
广　西	0.436	12	0.323	9	0.113	14
云　南	0.403	13	0.184	12	0.219	12
新　疆	0.264	14	0.056	14	0.208	13
均　值	0.688	—	0.317	—	0.371	—

4.3.1 人寿状况指数分析

人寿状况指数是综合孕产妇死亡率，围产儿死亡率和人口平均预期寿命进行熵权计算后而得。丝路沿线经济带省区市的人寿状况均值为0.317。高于人寿状况均值的省区市从高到底依次有江苏、浙江、广东、福建、陕西、海南、重庆、四川、广西；低于均值的省区从高到低依次有宁夏、甘肃、云南、青海、新疆。可以看出东部地区省区市的人寿状况好于西部地区的人寿状况，而且西部地区的一些省区市落后于均值较大，比如云南、青海、新疆。其中新疆的人寿状况指数最低，为0.056，人寿状况指数最高的省区市为江苏，为0.476。

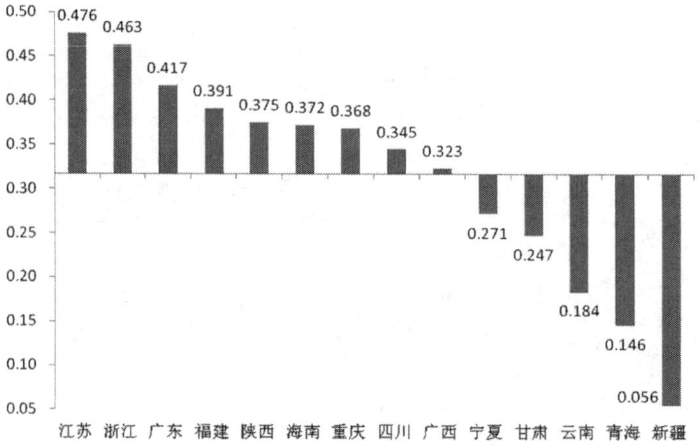

图4—8 丝路沿线经济带省区市人寿状况分析

4.3.2 疾病状况指数分析

疾病状况指数同样是综合甲乙类法定报告传染病发病率、甲乙类法定报告传染病死亡率、甲乙类法定报告传染病死亡率进行熵权计算后而得，丝路沿线经济带省区市的疾病状况均值为0.371，高于均值的省区从高到底依次有江苏、甘肃、陕西、浙江、福建、宁夏、青海、海南、广东；低于均值的省区市从高到低依次有重庆、四川、新疆、云南、广西。疾病状况指数无明显的区域分化特征，但新疆、云南、广西这三个省区的疾病状况指数远远落后于均值。最低的省区是广西，为0.113，疾病状况指数最高的省区是江苏，为0.478。

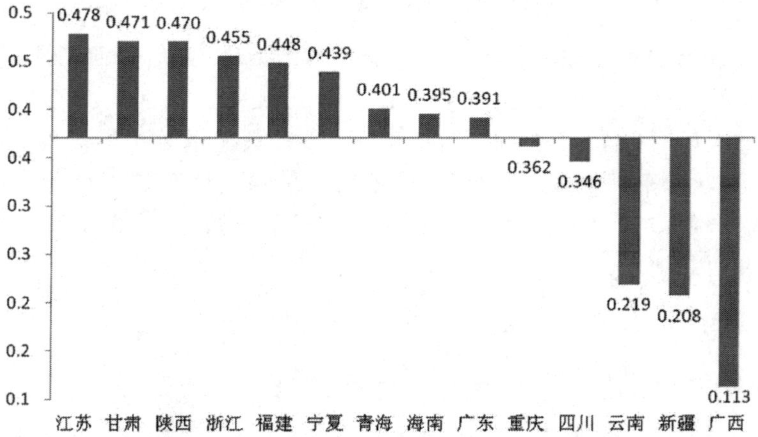

图 4—9　丝路沿线 14 省区市疾病状况分析

4.3.3　健康需求总指数分析

综合各省区的疾病状况指数和人寿状况指数得到各省区的健康需求总指数，丝路沿线经济带的健康需求总指数均值为 0.688，高于均值的省区从高到底依次有江苏、浙江、陕西、福建、广东、海南、重庆、甘肃、宁夏、四川；低于均值的省区从高到底依次有青海、广西、云南、新疆，且与均值的差距较大。14 省区市中健康指数最高的是江苏，为 0.954；最低的是新疆，为 0.264。

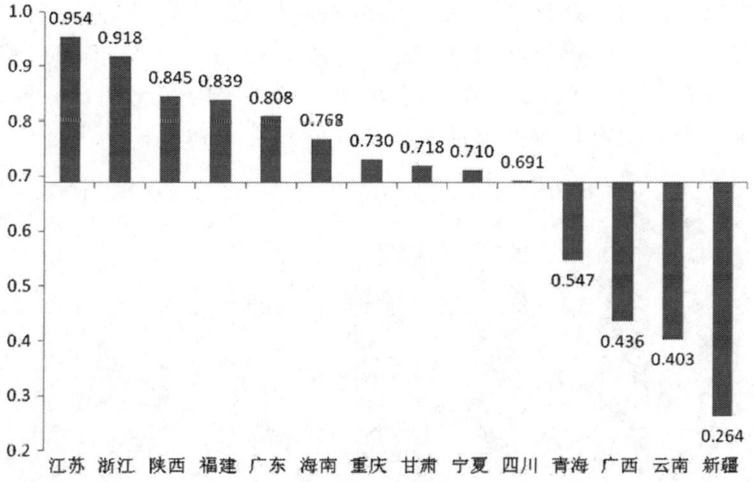

图 4—10　丝路沿线 14 省区市健康需求总指数分析

4.3.4 东西部区域之间健康需求比较分析

人寿状况方面，东部地区最高，其次是西南地区，最后是西北地区。西北地区与东部地区差距较大，只有东部地区的一半，结合图4—11可以看出：东部地区的人口寿命要普遍高于西部地区；疾病状况指数依旧是东部地区最高，西北地区与东部地区差距小，西南地区与其它两地区差距稍大，说明西南地区在疾病预防、控制、治疗上较差；健康需求总指数方面，东部地区最高，西南地区和西北地区都比较低。

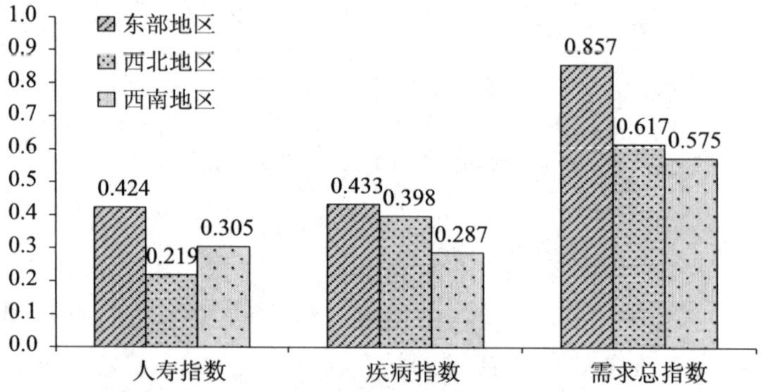

图4—11 丝绸之路沿线区域健康需求总指数

4.3.5 西北地区公共服务健康需求分析

从图4—12中可以看出，西北5省区的健康服务需求总指数排列依次为：陕西、甘肃、宁夏、青海、新疆。无论是在人寿状况方面、还是疾病状况方面，新疆相对于其它省区健康状况比较差，而且差距较大，人寿状况指数和疾病状况指数分别只有0.056、0.208。宁夏和甘肃两省的状况基本一致，在疾病状况指数和人寿状况指数上都相差无几。青海在总体上排名第四，其各项指

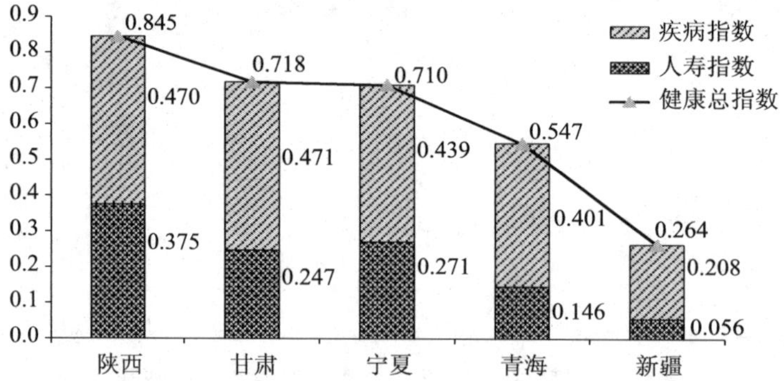

图4—12 西北5省区公共健康服务需求指数

数排名也是第四，人寿状况指数与前三个省区差距较大。

4.4　本章小结

4.4.1　结论

1. 人寿状况在不断改善。随着经济以及社会的发展，各地区人寿状况都有不同程度的改善，东西部地区之间人寿状况差距有减小的趋势，但仍然存在差距。通过性别区分可以发现，男性的人寿状况明显差于女性的人寿状况。

2. 疾病发病率在区域分布上没有明显差异。东西部地区都存在疾病高发的省区，这说明传染病的发生与经济发展没有直接关系，但从疾病的治疗上看，体现出较为明显的区域分布特征，西南地区在病死率上与其他省区的差距较大。

4.4.2　政策建议

1. 建立适合国情省情的健康促进机制。政府应该结合本地区实际情况有针对性的构建适宜的健康促进机制，鼓励机制创新，勇于试点实践。巩固“健康理念”在医疗卫生部门的地位，以“人口健康”为中心，而不是以“医疗卫生”为中心。坚持扩大医疗保险和社会保障的力度和覆盖面，构建通信平台，保证与基层群众的密切联系，重视在政策实施过程中遇到的问题。建立监管部门，保证政策实施和问题解决的效率。

2. 政府与社区进行合作，加大健康知识的宣传力度。特别是对落后地区的人群进行健康教育，提高人们的健康意识，增加个人对自身的健康需求和投资。要充分认识人口素质与健康水平相互促进、有机统一的关系，通过培养健康素养，让人们掌握更多的技能、用更强的手段来控制健康风险、消解寿命威胁。

第5章 公共健康服务供需均衡分析

5.1 供需均衡界定

健康是经济社会发展的基础条件，公共健康服务的供求平衡，保持供求比例协调，是推进健康中国建设的一项极其重要的内容，也是服务型政府的一项重要工作。公共健康服务供求平衡，使商品供应与商品需求之间保持相互适应的关系，对于发展国民经济，合理组织流通，保障人民生活的安定，都具有十分重要的意义。

现有文献中对公共服务供需均衡的研究多集中在公共服务的可及性方面以及公共服务的公平和效率方面。鄢洪涛(2014)指出，当前我国医疗卫生公共服务可及性较低，主要体现在医疗卫生机构的服务能力低，居民患病率、未就诊率高等方面。程胜利（2012)指出医疗卫生服务的可及性与市场化服务方式之间存在矛盾，医疗卫生的公共服务性质，决定了其必须能够及时满足每一位患者的需要，而市场化的服务方式则容易导致医疗服务资源在层次布局上向高端服务集中。周芬等（2013)通过对当前基本医疗服务公平及效率问题进行分析，提出当前我国基本医疗服务存在着国家卫生政策的导向与实际给予的投入不相匹配、卫生服务的差异在不断扩大、基本医疗中仍集中在治疗而不重视预防工作及基本医疗服务存在着不平等性等问题。这些研究也以公共健康供需为研究对象，但是更多地站在“需求”角度，而不是把“供给”和“需求”放在来组织均衡，更重要的是缺乏定量的分析方法来评价供需状况。

因此，本部分研究的基本思路是，首先界定公共健康服务供需均衡的实质，在发现其均衡规律和实质的基础上，通过具体指数计算各省区的供需均衡协调度。通过分析协调性指数的方向和大小以评价丝绸之路沿线14省区市公共健康服务的供需现状。

5.1.1　公共健康服务供需均衡规律

供需均衡是一个经济学术语，它涉及两个概念（即供给和需求）和一种状态（供给—需求状态）。经济学中，供需均衡理论指的就是生产者提供的产品只有符合消费者的需求，市场的供求才会达到均衡。

1. 供需均衡分析是研究公共产品供给和需求的根本和落脚点

公共健康服务供给的目的是为满足公共健康需求。公共健康状况得到改善是公共健康服务供给资源有效利用的必然结果。在供需均衡分析中，如果供给者提供的不是消费者所需要的，那么，一方面生产者浪费了为生产其产品所耗费的人力、物力和财力；另一方面，消费者的需求得不到很好的满足。所以，消费者所具有的现实和潜在的消费需求，应该成为生产者在生产过程中的目标基础，只有这样，才能生产出满足广大顾客需求的优质产品，否则，生产者的生产就具有盲目性，生产和消费的供需平衡就不能圆满实现。

目前为止，政府仍然是公共服务供给的主体，个人和其他社会闲散资金没有提供公共品的动力和能力，发挥的作用都有限。这种供给主体状况，很难满足公共服务的需要，并且在多种因素共同作用下，造成一些地区的公共服务资源供给不足。另一方面，公共服务需求表达机制的不完善，无法及时有效获取人们对公共服务的需求，导致公共服务提供中的城乡偏向、区域偏向，强化高福利人群在公共品选择方面的话语权，弱化了低福利人群表达对公共服务供给诉求的机会，影响公共服务均等化的实施。如果对公共服健康资源不进行供需均衡分析，单方面考虑公共健康服务的供给或者需求都是不合理的。公共健康服务供给的目的就是解决公共健康服务需求，公共健康服务需求是公共健康资源有效供给的参考标准。只有将公共健康服务需求和公共健康资源供给结合分析，才能切实有效的解决健康问题，改善健康状况。

2. 公共健康服务供给效率是分析公共服务供给有效性的重要部分

公共健康服务的供给效率是指公共健康服务资源的使用效率，即为提供健康服务耗用的资源与其效果的比较。在公共健康服务供给的过程中，结合健康需求状况的变化，来调整公共健康服务的供给。避免造成政府公共服务投入总量不足和公共服务供给过程中的低效率。

政府和一些社会组织在提供社会公共服务时，这种公共服务具有经济学中所提到的非竞争性和非排他性，属于公共产品的性质，这样竞争机制在提供公共服务时也就无法产生作用，通过提高服务质量来增加竞争力的作用机制失效，难免出现公共服务上的低效率和公共服务质量上的停滞不前，甚至是服务质量后退的现象。表现为公共服务人员消极办事的行为,资源配置上的不合理等等。因此,公共服务的供给效率是公共服务提供过程中不可回避的问题。另外,民政部于2016年12月发布了《关于通过政府购买服务支持社会组织培育发展的指导意见》,通过完善政府向社会组织购买服务相关政策制度,扩大公共服务范围,来提升公共服务质量和效率。公共服务市场化的逐步试探已经展开,可见政府已经注意到了公共服务效率和质量提升的重要性。

3. 达到公共健康服务供需均衡要对需求有准确的把握和衡量

根据萨缪尔森的公共产品供给的一般均衡模型,要达到公共产品供需均衡、供给最优,消费者必须为所消费的公共产品付出成本,当他们所愿意支付的成本以所得到的服务来衡量,既不被低估也不被高估时,所表现的就是他们对公共产品需求的真实偏好。此时公共产品供给才能达到最优。

因此,对于公共健康服务的供需分析也必须从公众需求的角度去研究。如果公众没有需求,那么公共产品供给的效率就为零;如果公众需求较低,其愿意为公共服务支付的价格也相对较低。总之,公共服务要达到供需均衡,供给最优的充分必要条件是对需求的准确把握和衡量。

5.1.2 公共健康服务供需均衡实质

公共健康服务供需均衡的实质是使公共服务供给与公众健康需求之间保持平衡。公共健康服务供给总量是指政府和社会组织在社会、经济、卫生、环境等方面为改善人们健康状况而提供的资源总量,表现在人力资源和物资配备上的供给。公共健康服务需求指社会公众在人寿状况、疾病状况、身体素质状况等方面的需求表现。政府提供的健康资源与服务应当满足公众在健康方面的需求。

国务院于2017年1月发布的《"十三五"推进基本公共服务均等化规划》中指出,我国基本公共服务还存在规模不足、质量不高、发展不平衡等短板,突出表现在:城乡区域间资源配置不均衡,硬件软件不协调,服务水平差异较大等现象。这里面已经包括公共健康资源的问题,其落实到公共健康服务供给资源上就是公共健康服务总量与公众合理的健康需求总量的不平衡问题。公共服务均等化指人人都能享受到公共服务,享受的机会是平等的。在公共健康服务供求不平衡的前提下,公共健康服务无法实现机会均等,尤其是在公共健康服务供不应求的情况下,进而公共服务的均等化也无法实现。因此可以说是公共健康服务总量与公众合理的健康需求总量相等是实现公共服务均等化的一个前提。

5.2　供需均衡协调度分析

政府公共健康服务供给的最终目标是满足公众的健康需求。然而，由于供给能力、供给效率、信息流通、需求表达等多方面的原因，使得供给数量或结构并不能完全满足公共健康需求，供给和需求的协调关系并没有实现。因此，需要通过定量性的方法和量化指数分析协调程度。

5.2.1　省际对比

通过对供求协调指数的对比分析，只有新疆的供求协调指数为正，说明新疆公共健康服务资源充分，但配置不合理，存在资源供给上的低效率。其它省区市供求协调指数均为负值，政府提供的公共健康服务与公众健康需求不相适应，尤其是甘肃、陕西、海南的不协调程度最为严重。

表 5—1　丝绸之路经济带沿线省区供求协调性指数表

地区	协调指数	地区	协调指数
新疆	0.49	重庆	—0.36
浙江	—0.08	四川	—0.38
广西	—0.17	青海	—0.43
广东	—0.19	宁夏	—0.43
云南	—0.23	海南	—0.50
江苏	—0.25	陕西	—0.51
福建	—0.29	甘肃	—0.73

5.2.2　区域对比

把沿线 14 省区市划分为东部、西南、西北，计算所辖省区协调性指数的平均值。通过三个地区的对比发现，供求协调性指数均为负值，可见在健康投入上都存在供给不足的问题。东部地区的供求协调性指数绝对值最小，相对其他地区供需平衡状况较好。西北地区的供求协调性指数绝对值最大，说明供给不足的状况更为严重。西南地区也存在供给不足的问题，但相对西北地区健康资源供给水平略好。

表 5—2　区域协调性指数表

	东部地区	西南地区	西北地区
供求协调指数	—0.26	—0.31	—0.44

5.3 本章小结

5.3.1 结论

从以上分析可以看出，总体上呈现出健康供给资源的投入不足，尤其是西北地区在健康资源供给上存在严重不足，其次是西南地区，东部地区供需不均衡的状况略好。

另外，从省区之间状况分析来看，新疆是唯一一个协调度指数为正的省区，其供给大于需求，但存在健康资源供给上的低效率；浙江、广西、广东三省的协调度指数最接近于0；甘肃、陕西、海南的健康供给资源严重不足。

5.3.2 建议

针对当前公共健康服务在供给方面存在着的供给不足与供给效率并存的问题，可以从加大投入和提高供给效率两方面入手，解决供需不均衡的问题。

1. 推进公共健康服务均等化，加大对供给严重不足的地区投入

要实现供给不足省区的公共健康服务供给与需求之间的均衡，首先要加大供给投入。不管是中央政府还是地方政府，应该加大对医疗卫生健康资源的投入，特别是对西北、西南健康资源供给严重不足的区域和省区，要努力缩小与东部地区的差异，按量保质满足其健康需求，实现卫生服务均等化目标，实现公共健康服务供需均衡。

要实现供给不足省区的公共健康服务供给与需求之间的均衡，需要公共服务供给主体的多元化，即政府、市场和第三部门三大供给主体的协同合作，引导社会资本参与非基本公共服务，发展多种所有制形式的医疗卫生及其它健康服务机构，满足公众的多层次、多样化需求。

2. 始终以公众健康需求为出发点，深化公共产品供给侧改革

要提高公共健康服务的供给效率，就要始终以公众健康需求为出发点。在供需均衡分析中，如果政府提供的公共服务不是公众所需要的，那么，一方面政府浪费了为提供服务所耗费的人力、物力和财力等资源；另一方面，公众的需求也得不到满足。所以，需要实施供给侧改革，现实和潜在的消费需求，应该成为政府通过公共服务的目标基础。

丝绸之路沿线区域
人口健康和公共服务

第 6 章
健康投资和健康保障

对健康的投资实际上是为了减少对健康的消费，为了维护健康，在日常生活中进行健康投资是一种必要的行为，而国家和政府为了提升公民的健康水平，制定了一系列的保障措施。本章主要介绍受访居民的健康投资和健康保障情况，健康投资从门诊费用、住院费用、保健支出和定期体检四方面来测度，健康保障通过社会保障、家庭保障、医疗保障三方面来测度，就医态度主要包括就医习惯和就医行为。

6.1　健康投资

健康投资包括过去一年的门诊费用、住院费用、保健支出和是否进行定期体检四个指标，通过研究丝绸之路沿线 14 省区市受访居民的健康投资情况，进一步比较不同地域受访居民在健康投资方面的差异。

表 6－1　西北 5 省区受访居民健康投资值及范围比例(%)

	总体	陕西	甘肃	宁夏	青海	新疆	LR/T 检验
门诊费用	**(1395)**	**(667)**	**(113)**	**(107)**	**(114)**	**(394)**	*
均值	1228.26	890.39	996.77	1369.88	1370.99	1786.87	
住院费用	**(1335)**	**(710)**	**(85)**	**(77)**	**(95)**	**(385)**	ns
均值	1538.04	1296.3	678.82	2617.4	706.21	2191.79	
保健支出	**(1376)**	**(675)**	**(97)**	**(96)**	**(112)**	**(396)**	**
均值	647.39	367.28	631.34	1101.32	602.16	1031.52	
定期体检	**(1545)**	**(757)**	**(126)**	**(129)**	**(119)**	**(414)**	***
是	34.8	32.6	14.3	38.0	38.7	42.8	
否	65.2	67.4	85.7	62.0	61.3	57.2	

注：*** 表示 P＜0.0001，** 表示 P＜0.01，* 表示 P＜0.05，＋表示 P＜0.1，ns 表示不显著。

从表6—1可以看出，西北5省区受访居民在过去一年的门诊费用支出上存在明显差异，但在过去一年所花费的住院费用上没有明显差异，新疆居民的门诊费用（1786.87元）显著高于其他4省区，而陕西居民的门诊费用（890.39元）最低；但是在保健支出和定期体检上，西北5省区有明显差异，新疆居民在保健支出（1031.52元）和定期体检（42.8%）上均高于西北5省区平均水平。

从表6—2可以看出，丝绸之路沿线14省区市的受访居民在过去一年内花费的门诊费用和住院费用上无明显差异，但是在保健支出和定期体检上有明显差异。西北地区受访居民在门诊费用和住院费用上均高于西南地区和东部地区；在保健支出方面，西南地区（1257.49元）受访居民过去一年内的保健支出不仅显著高于西北地区（647.39元）和东部地区（435.96元），并且显著高于丝绸之路沿线14省区市的平均水平（699.41元）；在是否定期体检方面，总体上有60%以上的受访居民均表示自己没有定期进行体检，而东部地区有将近五成的受访居民表示自己定期进行体检。

表6—2　14省区市受访居民健康投资及范围比例(%)

	总体	西北	西南	东部	LR/T检验
门诊费用	**(1765)**	**(1395)**	**(206)**	**(164)**	ns
均值	1127.01	1228.26	842.11	623.65	
住院费用	**(1669)**	**(1335)**	**(182)**	**(152)**	ns
均值	1386.60	1538.04	1177.47	306.91	
保健支出	**(1756)**	**(1376)**	**(209)**	**(171)**	*
均值	699.41	647.39	1257.49	435.96	
定期体检	**(1990)**	**(1545)**	**(256)**	**(189)**	**
是	34.9	34.8	28.9	44.4	
否	65.1	65.2	71.1	55.6	

注：*** 表示P<0.0001，** 表示P<0.01，* 表示P<0.05，+表示P<0.1，ns表示不显著。

6.2　健康保障

健康保障包括社会保障、家庭保障、医疗保障三个指标。社会保障通过向受访居民提问“目前享有何种社会保障?”来测度；家庭保障通过向受访居民提问“您目前的婚姻状况?”，“您真实的婚姻状况?”，“您结婚的时间?”，“以及您目前有几个孩子?”四个题项来测度；医疗保障通过向受访居民提问“您参加的什么医疗保险?”来测度；根据丝绸之路沿线14省区市受访居民的回答内容来反映受访居民的健康保障,并进一步比较不同地域受访居民在健康保障方面的差异。

表 6—3　西北 5 省区受访居民的健康保障值及范围比例(%)

	总体	陕西	甘肃	宁夏	青海	新疆	LR/T 检验
社会保障	**(1364)**	**(705)**	**(99)**	**(105)**	**(107)**	**(348)**	***
养老保险	31.1	25.1	25.3	34.3	65.4	33.3	
医疗保险	28.2	31.3	7.1	22.9	11.2	35.1	
工伤保险	0.8	0.7	0.0	0.0	2.8	0.9	
失业保险	0.0	0.0	0.0	0.0	0.0	0.0	
生育保险	0.0	0.0	0.0	0.0	0.0	0.0	
住房公积金	0.3	0.1	1.0	1.0	0.0	0.3	
低保	0.9	0.6	0.0	1.0	1.9	1.4	
其他	0.1	0.1	0.0	0.0	0.0	0.3	
无	38.6	42.1	66.7	41.0	18.7	28.7	
家庭保障							
婚姻状况	**(1537)**	**(754)**	**(125)**	**(129)**	**(115)**	**(414)**	***
未婚	35.4	34.4	22.4	33.3	27.0	44.2	
初婚	54.8	56.2	69.6	53.5	60.0	46.6	
再婚	2.9	1.7	2.4	3.9	4.3	4.6	
分居	0.5	0.5	0.0	0.0	0.0	0.0	
离婚	2.0	1.1	3.2	2.3	0.9	3.4	
丧偶	4.5	6.1	2.4	7.0	7.8	0.5	
婚姻满意度	**(862)**	**(420)**	**(89)**	**(75)**	**(74)**	**(204)**	***
均值	10.9	10.9	10.9	10.4	10.1	11.4	
婚龄	**(857)**	**(419)**	**(85)**	**(69)**	**(74)**	**(210)**	**
均值	22.9	23.4	25.0	25.5	22.9	20.2	
生育子女个数	**(869)**	**(419)**	**(90)**	**(74)**	**(77)**	**(209)**	***
1 个及以下	40.5	38.2	28.9	33.8	51.9	48.3	
2 个	39.8	43.4	38.9	37.8	32.5	36.4	
3 个及以上	19.7	18.4	32.2	28.4	15.6	15.3	
均值	1.83	1.83	2.14	2.08	1.62	1.69	
医疗保障	**(1551)**	**(763)**	**(126)**	**(128)**	**(119)**	**(415)**	***
商业保险	7.2	6.6	0.8	10.9	2.5	10.6	
公费医疗	9.8	14.2	2.4	2.3	5.0	7.7	
城镇职工基本医疗	15.7	12.1	7.9	16.4	29.4	20.5	
城镇居民基本医疗	19.7	13.6	11.9	34.4	18.5	29.2	
农村新型合作医疗	47.1	53.2	76.2	35.2	44.5	31.3	
其他	0.5	0.4	0.8	0.8	0.0	0.7	

注:*** 表示 $P<0.0001$,** 表示 $P<0.01$,* 表示 $P<0.05$,+表示 $P<0.1$,ns 表示不显著。

由表6－3可以看出，从社会保障方面来看，总体上，38.6%的受访居民没有任何社会保障措施，31.1%的受访居民购买了养老保险，28.2%的受访居民有医疗保险，仅有0.8%的受访居民购买了工伤保险，0.3%的受访居民拥有住房公积金。从5个省区来看，甘肃有66.7%的受访居民没有任何社会保障，明显高于西北5省区平均水平（38.6%），其次是陕西地区（42.1%），青海地区没有社会保障的受访居民占比最低为18.7%；青海拥有养老保险的受访居民（65.4%）在5个省区里最高，陕西拥有养老保险的受访居民占比仅有25.1%，明显低于其他省区；在医疗保险上，7.1%的甘肃受访居民拥有医疗保险，明显低于总体平均水平（28.2%）；其中新疆拥有医疗保险的受访居民最多（35.1%），陕西次之（31.3%），均高于总体平均水平（28.2%）。从家庭保障方面来看，总体上西北5省区有54.8%的受访居民处在初婚状态，35.4%的受访居民未婚，有4.5%的受访居民丧偶，西北5省区无明显差异。在婚姻满意度方面，西北5省区受访居民的婚姻满意度总体均值为10.9分，其中陕西和甘肃受访居民婚姻满意度得分一样均为10.9分，新疆受访居民婚姻满意度得分最高为11.4分，显著高于总体均值10.9分。在婚龄方面，西北5省区总体均值为22.9年，宁夏已婚受访居民婚龄最高为25.5年，显著高于总体均值22.9年。在生育子女个数方面，总体上西北5省区已婚受访居民生育孩子个数平均在1.83个，40.5%的已婚受访居民生育一个孩子或没有孩子，生育2个孩子的家庭占比39.8%；其中甘肃已婚受访居民生育孩子个数平均在2.14个，在5个省区中最高，宁夏（2.08个）次之；青海已婚受访居民生育子女个数最少，平均为1.62个，显著低于其他4省区。从医疗保障方面来看，总体上，各省区受访居民几乎都有医疗保障，西北5省区47.1%受访居民拥有农村新型合作医疗，在医疗保障中比例最高，拥有城镇居民基本医疗保险的占19.7%，城镇职工基本医疗保险的占15.7%，仅有7.2%的受访居民拥有商业保险。从5个省区来看，甘肃有76.2%的受访居民拥有农村新型合作医疗保障，显著高于其他4省区，新疆的最少仅占31.3%。

由表6－4可以看出，从社会保障方面来看，总体上，37.6%的受访居民没有任何社会保障措施，32.2%的受访居民购买了养老保险，28.0%的受访居民有医疗保险，仅有0.8%的受访居民购买了工伤险，0.8%的受访居民拥有低保，0.3%的受访居民拥有住房公积金。从三个区域来看，西南地区43.2%的受访居民没有任何社会保障，明显高于总体（37.6%），在三个区域中占比最高，其次是西北地区（38.6%），东部地区没有社会保障的受访居民占比最低为22.0%；东部地区拥有养老保险的受访居民（44.0%）在三个区域里最高，其中西南、西北地区拥有养老保险的受访居民与总体持平均在30.0%左

表 6－4 14 省区市受访居民的健康保障值及范围比例(%)

	总体	西北	西南	东部	LR/T 检验
社会保障	**(1740)**	**(1364)**	**(190)**	**(150)**	***
养老保险	32.2	31.1	30.5	44.0	
医疗保险	28.0	28.2	24.7	30.0	
工伤保险	0.8	0.8	1.1	0.7	
失业保险	0.1	0.0	0.5	0.7	
生育保险	0.0	0.0	0.0	0.0	
住房公积金	0.3	0.3	0.0	0.7	
低保	0.8	0.9	0.0	0.7	
其他	0.2	0.1	0.0	1.3	
无	37.6	38.6	43.2	22.0	
家庭保障					
婚姻状况	**(1980)**	**(1537)**	**(255)**	**(188)**	ns
未婚	35.8	35.4	32.9	42.6	
初婚	54.6	54.8	56.1	51.1	
再婚	2.9	2.9	2.4	3.2	
分居	0.4	0.5	0.0	0.0	
离婚	1.8	2.0	1.6	0.5	
丧偶	4.6	4.5	7.1	2.7	
婚姻满意度	**(1113)**	**(862)**	**(148)**	**(103)**	**
均值	10.9	10.9	10.4	11.5	
婚龄	**(1098)**	**(857)**	**(146)**	**(95)**	ns
均值	22.8	22.9	22.6	21.7	
生育子女个数	**(1115)**	**(869)**	**(151)**	**(95)**	*
1 个及以下	42.8	40.5	48.3	54.7	
2 个	39.1	39.8	39.1	32.6	
3 个及以上	18.1	19.7	12.6	12.6	
均值	1.8	1.8	1.7	1.6	
医疗保障	**(1988)**	**(1551)**	**(255)**	**(182)**	***
商业保险	6.9	7.2	5.9	5.5	
公费医疗	9.4	9.8	8.2	7.1	
城镇职工基本医疗	15.1	15.7	11.0	15.9	
城镇居民基本医疗	23.5	19.7	31.8	44.5	
农村新型合作医疗	44.3	47.1	40.8	25.3	
其他	0.9	0.5	2.4	1.6	

注：*** 表示 $P<0.0001$，** 表示 $P<0.01$，* 表示 $P<0.05$，+表示 $P<0.1$，ns 表示不显著。

右;东部地区拥有医疗保险的受访居民占比最多(30.0%),西北地区次之(28.2%),均高于总体平均水平(28.0%)。从家庭保障方面来看,总体上西北、西南和东部三个区域有 54.6%的受访居民处在初婚状态,35.8%的受访居民未婚,有 4.6%的受访居民丧偶,三个区域的受访居民在婚姻状况方面无明显差异。在婚姻满意度方面,西北、西南和东部三个区域受访居民的婚姻满意度得分总体均值为 10.9,东部地区(11.5)高于总体平均水平。在婚龄方面,丝绸之路沿线 14 省区市的受访居民的结婚时间的总体均值为 22.8 年,三个区域受访居民的平均婚龄均在 22 年左右,无明显差异。在生育子女个数方面,总体上西北、西南和东部三个区域已婚受访居民生育孩子个数平均为 1.8 个,有 42.8%的已婚受访居民生育一个孩子或没有孩子,生育 2 个孩子的家庭比例占 39.1%;其中西北地区已婚受访居民生育孩子个数平均为 1.8 个,在三个区域中最高,西南区域(1.7 个)次之;东部地区受访居民生育子女个数最少,平均为 1.6 个,显著低于其他区域。从医疗保障方面来看,总体上丝绸之路沿线 14 省区市的受访居民都有医疗保障,有 44.3%的受访居民拥有农村新型合作医疗,在医疗保障中比例最高,拥有城镇居民基本医疗保险的占 23.5%,城镇职工基本医疗保险的占 15.1%,仅有 6.9%的受访居民拥有商业保险 9.4%的受访居民拥有公费医疗保障。从三个区域分别来看,西北区域有 47.1%的受访居民拥有农村新型合作医疗保障,显著高于其他区域,东部的最少仅占 25.3%。

6.3 就医态度

就医态度包括受访居民的就医习惯和就医行为两个指标。就医习惯通过向受访居民提问“您的就医习惯是?”来测度;就医行为通过向受访居民提问“如果您找医生看病,首先到哪里看?”来测度。根据丝绸之路沿线 14 省区市受访居民的回答内容来反映受访者的就医态度,并进一步比较不同地域受访居民在就医态度方面的差异。

从表 6—5 可以看出,在就医习惯上,西北 5 省区受访居民在生病时有 40.8%的人出现不适就会去看病,接近三分之一的受访居民在症状加重的时候才去看病,有 27%的受访居民选择生病了能不看病就不会去看病。新疆有 31.4%的受访居民能不看病就不去看病,显著高于总体平均水平(27%),宁夏仅有 18%的受访居民在生病时选择能不看就不去看,明显低于其他 4 省区,说明宁夏受访居民就医习惯优于其他几省。在就医行为上,西北 5 省区超过三分之一受访居民在就医时偏向本村或社区的个体医生、卫生室,有

43.3%的受访居民生病时去县或区医院及以上级医院。从西北 5 省区上看，58.7%的甘肃受访居民生病时选择在本村或社区的个体医生、卫生室看病，显著高于总体平均水平(40.9%)，有 23.8%的受访居民会选择县或区及以上级医院，显著低于总体平均水平(43.3%)，而宁夏仅有 22.1%的受访居民会选择本村或社区的个体医生、卫生室看病，显著低于其他省区。

表 6—5 西北 5 省区受访居民的就医习惯值及范围比例(%)

	总体	陕西	甘肃	宁夏	青海	新疆	LR/T 检验
就医习惯	**(1409)**	**(620)**	**(126)**	**(128)**	**(118)**	**(417)**	*
出现不适就去看病	40.8	43.4	34.9	39.1	38.1	40.0	
症状加重时去看病	32.2	30.8	34.9	43.0	37.3	28.5	
能不看病就不看	27.0	25.8	30.2	18.0	24.6	31.4	
就医行为	**(1416)**	**(627)**	**(126)**	**(127)**	**(119)**	**(417)**	***
本村或社区的个体医生	17.9	20.7	32.5	7.1	8.4	15.3	
本村或社区的卫生室	23.0	29.8	26.2	15.0	20.2	15.1	
村或社区外个体医生	5.6	7.2	10.3	2.4	4.2	3.1	
镇卫生或街道办医疗服务中心	10.2	9.6	7.1	7.1	10.1	12.9	
县或区医院及以上级医院	43.3	32.7	23.8	68.5	57.2	53.5	

注：*** 表示 $P<0.0001$，** 表示 $P<0.01$，* 表示 $P<0.05$，+表示 $P<0.1$，ns 表示不显著。

表 6—6 14 省区市受访居民的就医习惯值及范围比例(%)

	总体	西北	西南	东部	LR/T 检验
就医习惯	**(1855)**	**(1409)**	**(259)**	**(187)**	ns
出现不适就去看病	40.3	40.8	38.6	38.5	
症状加重时去看病	32.8	32.2	33.6	36.4	
能不看病就不看	27.0	27.0	27.8	25.1	
就医行为	**(1860)**	**(1416)**	**(255)**	**(189)**	***
本村或社区的个体医生	16.9	17.9	16.9	9.5	
本村或社区的卫生室	21.7	23.0	18.4	16.4	
村或社区外个体医生	5.5	5.6	6.3	3.7	
镇卫生或街道办医疗服务中心	12.4	10.2	14.5	25.9	
县或区医院及以上级医院	43.5	43.3	44.0	44.4	

注：*** 表示 $P<0.0001$，** 表示 $P<0.01$，* 表示 $P<0.05$，+表示 $P<0.1$，ns 表示不显著。

从表6－6可以看出，在就医习惯上，丝绸之路沿线14省区市受访居民在生病时有40.3％的人出现不适就会去看病，接近三分之一的受访居民在症状加重的时候才去看病，有27％的人选择生病了能不看病就不会去看病。三个区域受访居民在就医习惯上无明显差异。在就医行为上，超过三分之一的受访居民在就医时偏向本村或社区的个体医生、卫生室，有43.5％的受访居民生病时去县或区医院及以上级医院。从三个区域上看，40.9％的西北区域受访居民生病时选择在本村或社区的个体医生、卫生室看病，显著高于总体平均水平（38.6％），而东部区域仅有25.9％的受访居民会选择本村或社区的个体医生、卫生室看病，显著低于其他区域。

6.4 本章小结

本章主要通过分析不同地区的受访居民在健康投资、健康保障以及就医态度上的现状及差异，可以得出以下结论：

第一，在健康投资上，从西北5省区内部来看，陕西和甘肃受访居民门诊费用低于西北5省区平均水平，宁夏和新疆受访居民过去一年的住院费用和保健支出均高于其他3个省区，新疆进行定期体检的受访居民所占比例均高于其他4省区，由此可以看出新疆地区受访居民卫生支出较高于其他4省区。从西北、西南和东部三个区域来看，西北地区受访居民过去一年的门诊费用和住院费用最高，西北地区受访居民健康水平有待于提高。西南地区受访居民的过去一年的保健支出远高于西北地区和东部地区，说明西南地区的受访居民更注重保健，而东部地区受访居民定期进行健康体检的比例高于西北和西南地区，说明东部地区的受访居民预防性健康行为意识较强。

第二，在健康保障上，从西北5省区内部来看，社会保障方面，西北5省区内部有超过三分之一的受访居民无任何社会保障措施。其中甘肃约三分之二的受访居民无任何社会保障，拥有医疗保险的受访居民仅占7.1％；医疗保障方面，西北5省区内近一半的受访民拥有农村新型合作医疗，仅有7.2％的受访居民购买商业保险，说明西北5省区的受访居民社会保障覆盖率低，商业保险购买率低。从西北、西南和东部3个区域来看，社会保障方面，东部区域有养老保险的受访居民超过三分之一，其中有医疗保险的受访居民占30％，在3个区域里最多，这可能和东部区域经济比较发达有关。家庭保障方面，丝绸之路沿线14省区市的受访居民婚姻满意度普遍偏高，且各省区之间有明显的差异；医疗保障方面，东部区域拥有农村新型合作医疗的较少，低于西北和西南区域。

第三，在就医态度上，从西北 5 省区内部来看，西北 5 省区将近一半的受访居民会选择出现不适就去看病，总体来讲西北 5 省区受访居民就医习惯良好。就医行为方面，宁夏受访居民生病时选择县或区医院及以上级医院的人数较多。从西北、西南和东部 3 个区域来看，西北、西南和东部区域在就医习惯上就医行为方面无差别，3 个区域的受访居民生病时均偏向选择县或区医院及以上级医院就医。

第 7 章
基本健康状况

健康是人类的第一财富，是指一个人在身体、精神和社会等方面都处于良好的状态。传统的健康观是“无病即健康”，现代人的健康观是整体健康，世界卫生组织提出“健康不仅是躯体没有疾病，还要具备心理健康、社会适应良好和有道德”。身心健康是人类生存的基础，是人类过上幸福美满生活的重要保障。本章主要通过调查丝绸之路沿线 14 省区市受访居民的生理健康、心理健康和生殖健康来研究受访居民的基本健康状况，根据丝绸之路沿线 14 省区市受访居民的回答内容来反映受访居民的基本健康状况，并进一步比较不同地域受访居民在基本健康状况方面的差异。

7.1 生理健康

生理健康包括健康自评、BMI 指数以及是否患有慢性病 3 个指标。健康自评通过向受访居民提问“您认为自己的健康状况怎么样？”、“您认为自己 15 岁之前的健康状况怎么样？”两个问题来测度，身高体重指数（BMI）值是目前国际上常用的衡量人体胖瘦程度以及是否健康的一个标准，我们将 BMI 值分为 3 个区间：BMI＜18.5、18.5≤BMI＜25、BMI≥25。BMI 值落在 18.5 到 25 之间，包括临界值 18.5，就说明身体健康；低于 18.5，说明体型偏瘦；大于或等于 25，就说明体型偏胖。偏瘦或偏胖的身体，都属于不健康的情况。慢性病是指不构成传染、具有长期积累形成疾病形态损害的疾病的总称，我们将询问受访居民是否患有高血压、糖尿病、心脑血管疾病等典型慢性病来了解受访居民慢性病患病情况。

从表 7—1 可以看出，西北 5 省区受访居民在健康自评、BMI 指数、15 岁之前的健康自评上都有明显的差异性。从健康自评来看，总体上 62.7%的受访居民均认为自己的健康状况较好，而甘肃（55.7%）和青海（52.2%）受访居民认为自己健康状况较好的比例明显低于其他 3 个省区；从 BMI 指数来看，总体上 71.3%的受访居民 BMI 指数均落在 18.5 至 25 分之间，说明七成以上的受访居民均处于身体健康状态，而宁夏(64.6%)和新疆(67.7%)的受访居民 BMI 指数均落在 18.5 至 25 分之间的比例并足七成，说明这两个地区的受访居民健康水平有待于提高；从 15 岁之前的健康自评来看，总体上八成以上的受访居民认为自己 15 岁之前的健康状况比较好，而青海(88.3%)受访居民认为自己 15 岁之前的健康状况比较好的比例最高；从慢性病患病情况来看，西北 5 省区受访居民存在明显差异，总体上有接近六成的受访居民没有患慢性病，在患有慢性病的受访居民中，宁夏地区受访居民患有一种慢性病的比例为 12.0%，明显低于其他 4 省区，宁夏(26.5%)和青海(26.1%)受访居民患有两种以上慢性病的比例相当，明显高于其他 3 省区。

表 7—1　西北 5 省区受访居民生理健康值及范围比例(%)

	总体	陕西	甘肃	宁夏	青海	新疆	LR/T 检验
健康自评	**(1089)**	**(605)**	**(88)**	**(64)**	**(46)**	**(286)**	**
非常好	21.9	23.0	21.6	29.7	10.9	19.9	
比较好	40.8	39.8	34.1	32.8	41.3	46.5	
一般	27.1	26.3	22.7	29.7	41.3	46.5	
比较差	8.3	9.1	14.8	6.2	4.3	5.6	
很差	1.9	1.8	6.8	1.6	2.2	0.7	
BMI	**(1533)**	**(757)**	**(125)**	**(127)**	**(118)**	**(406)**	***
BMI＜18.5	12.3	14.1	8.0	11.8	16.1	9.4	
18.5 ≤ BMI ＜ 25	71.3	73.3	77.6	64.6	71.2	67.7	
BMI≥25	16.4	12.5	14.4	23.6	12.7	22.9	
15 岁之前的健康自评	**(1554)**	**(766)**	**(126)**	**(127)**	**(119)**	**(416)**	*
非常好	42.5	37.6	42.1	44.1	47.1	50.0	
比较好	41.4	45.4	44.4	40.2	41.2	33.7	
一般	13.2	13.8	11.9	11.0	10.1	13.9	
比较差	2.6	2.9	0.8	3.9	1.7	2.4	
很差	0.3	0.3	0.8	0.8	0	0	
慢性病患病	**(1502)**	**(737)**	**(123)**	**(117)**	**(115)**	**(410)**	*
没有患病	57.1	56.4	50.4	61.5	48.7	61.2	
患病	42.9	43.6	49.6	38.5	51.3	38.8	
一种	22.2	22.3	27.6	12.0	25.2	22.7	
两种至三种	14.9	16.0	15.5	17.1	14.8	12.2	
四种及以上	5.8	5.3	6.5	9.4	11.3	3.9	

注：*** 表示 P＜0.0001，** 表示 P＜0.01，* 表示 P＜0.05，＋表示 P＜0.1，ns 表示不显著。

表 7－2　14 省区市受访居民生理健康值及范围比例(%)

	总体	西北	西南	东部	LR/T 检验
健康自评	**(1365)**	**(1089)**	**(171)**	**(105)**	ns
非常好	21.9	21.9	19.3	25.7	
比较好	41.1	40.8	40.9	44.8	
一般	27.1	27.1	26.9	27.6	
比较差	8.2	8.3	11.7	1.9	
很差	1.7	1.9	1.2	0	
BMI	**(1977)**	**(1531)**	**(258)**	**(188)**	**
BMI<18.5	13.3	12.3	19.4	12.2	
18.5 ≤ BMI < 25	71.4	71.3	68.6	76.1	
BMI≥25	15.3	16.3	12.0	11.7	
15 岁之前的健康自评	**(2006)**	**(1554)**	**(261)**	**(191)**	***
非常好	42.8	42.5	37.2	52.4	
比较好	39.8	41.4	33.7	34.6	
一般	14.5	13.2	24.9	11.0	
比较差	2.6	2.6	3.4	2.1	
很差	0.3	0.3	0.8	0	
慢性病患病	**(1926)**	**(1491)**	**(248)**	**(187)**	ns
没有患病	58.9	57.4	61.7	67.4	
患病	41.1	42.6	38.3	32.6	
一种	22.2	22.1	22.6	22.5	
两种至三种	13.8	14.8	12.5	8.0	
四种及以上	5.1	5.7	3.2	2.1	

注：*** 表示 P<0.0001，** 表示 P<0.01，* 表示 P<0.05，＋表示 P<0.1，ns 表示不显著。

从表 7－2 可以看出，丝绸之路沿线 14 省区市的受访居民在健康自评方面没有明显差异，但是在 BMI 指数和 15 岁之前的健康自评方面有明显差异。从健康自评来看，总体上有六成以上的受访居民认为自己的健康状况良好；从 BMI 指数来看，总体上有七成以上的人群 BMI 指数值均落在了 18.5－25 分之间，而西南地区(68.6%)的受访居民 BMI 指数落在 18.5－25 分之间的比例明显低于西北地区(71.3%)和东部地区(76.1%)；从 15 岁之前的健康自评来看，总体上有八成以上的受访居民认为自己 15 岁之前的健康状况良好，而西南地区(70.9%)仅有七成的受访居民认为自己 15 岁之前的健康状况良好，远远低于西北地区(83.9%)和东部地区(87%)，并且，东部地区受访居民在健康自评和 15 岁之前的健康自评方面认为自己身体健康状况很差的比例甚至为 0。说明东部地区的受访居民健康水平高于西南和西北地区；从是否患有慢性病情况来看，丝绸之路沿线 14 省区市的受访居民没有明显差异，西南和东部地区的受访居民有六成以上没有患慢性病，明显高于西北地区，在患病的受访居民中，患有一种慢性病的受访居民所占比例几乎都在 22%左右，而西北地区受访居民患有两种以上的慢性病比例远高于西南和东部地区。

7.2　心理健康

心理健康包括受访者的抑郁程度、心理压力程度、压力来源以及情绪排解方式四个指标，其中抑郁度测量使用抑郁度量表，得分在 4—12 分之间，分值越高说明抑郁程度越低。心理压力程度通过询问受访居民“您平时生活中觉得心理压力大吗？”该题项来测度，对于回答有生活压力的受访居民，继续追问“您的心理压力主要由哪个方面引起”来测度他们的压力来源，情绪排解方式通过询问受访居民“您心情不好的时候会通过什么方式来排解呢？”该题项来测度。

表 7—3　西北 5 省区受访居民心理健康值及范围比例(%)

	总体	陕西	甘肃	宁夏	青海	新疆	LR/T 检验
抑郁度	**(1537)**	**(756)**	**(126)**	**(127)**	**(118)**	**(410)**	***
均值	9.70	9.66	9.37	9.43	9.40	10.04	
心理压力程度	**(1558)**	**(768)**	**(125)**	**(129)**	**(118)**	**(418)**	**
压力很大	10.2	9.4	20.0	12.4	7.6	8.9	
压力比较大	28.6	28.1	28.8	27.1	36.4	27.8	
压力一般	39.5	40.2	29.6	40.3	39.8	40.9	
压力比较小	11.0	9.5	9.6	15.5	11.0	12.9	
无压力	10.6	12.8	12.0	4.7	5.1	9.6	
压力来源	**(1276)**	**(654)**	**(106)**	**(95)**	**(98)**	**(323)**	***
经济条件	61.8	61.5	66.0	58.9	49.0	65.6	
劳动负担/工作压力	20.2	18.3	13.2	17.9	28.6	24.5	
健康状况	7.0	7.0	7.5	12.6	9.2	4.3	
家庭矛盾	3.4	3.1	5.7	6.3	3.1	2.5	
监护责任	4.8	5.4	6.6	4.2	7.1	2.5	
其他	2.9	4.7	0.9	0	3.1	0.6	
情绪排解方式	**(1521)**	**(746)**	**(125)**	**(119)**	**(117)**	**(414)**	**
听歌玩游戏等	45.5	46.2	32.8	38.7	38.5	51.9	
睡觉、假装高兴、隐忍	14.0	12.5	20.8	14.3	16.2	14.0	
哭泣、倾诉等	2.3	1.7	4.0	4.2	2.6	2.2	
顺其自然让时间来解决	38.2	39.5	42.4	42.9	42.7	31.9	

注：*** 表示 $P<0.0001$，** 表示 $P<0.01$，* 表示 $P<0.05$，+表示 $P<0.1$，ns 表示不显著。

从表7—3可以看出，西北5省区受访居民在抑郁度程度、心理压力程度、压力来源以及情绪排解方式4个指标方面均有显著性差异。从抑郁度得分情况来看，新疆受访居民抑郁度得分（10.04分）均高于其他4个地区，而陕西（9.66分）、甘肃（9.37分）、宁夏（9.43分）和青海（9.40分）4个省区受访居民的抑郁度得分均低于总体平均水平（9.70分）；从心理压力程度来看，青海（44%）和甘肃（48.8%）心理压力程度较大受访居民所占比例接近于五成，均高于其他3个省区；从压力来源方面看，总体上有六成以上的受访居民压力来源于经济条件，而青海（49.0%）受访居民的压力来源于经济条件的所占比例最低；从情绪排解方式来看，总体上以听歌玩游戏等（45.5%）娱乐发泄方式和顺其自然让时间来解决（38.2%）的方式为主。

表7—4　14省区市受访居民心理健康状况值及范围比例(%)

	总体	西北	西南	东部	LR/T 检验
抑郁度	**(1984)**	**(1537)**	**(258)**	**(189)**	ns
均值	9.70	9.70	9.71	9.71	
心理压力程度	**(2007)**	**(1557)**	**(259)**	**(191)**	ns
压力很大	9.6	10.0	8.9	6.8	
压力比较大	28.2	28.8	28.2	23.0	
压力一般	40.0	39.7	39.0	43.5	
压力比较小	11.5	11.0	12.4	13.6	
无压力	10.9	10.5	11.6	13.1	
压力来源	**(1381)**	**(1080)**	**(200)**	**(101)**	*
经济条件	19.0	18.1	26.0	15.8	
劳动负担/工作压力	22.2	22.7	25.5	10.9	
健康状况	21.7	22.2	17.0	25.7	
家庭矛盾	16.9	17.0	15.0	18.8	
监护责任	13.5	13.6	10.0	18.8	
其他	6.7	6.4	6.5	9.9	
情绪排解方式	**(1963)**	**(1520)**	**(261)**	**(182)**	**
听歌玩游戏等	46.3	45.6	45.6	53.3	
睡觉、假装高兴、隐忍	13.1	13.9	8.8	12.1	
哭泣、倾诉等	2.9	2.3	5.7	3.3	
顺其自然让时间来解决	37.7	38.2	39.8	31.3	

注：*** 表示 P＜0.0001，** 表示 P＜0.01，* 表示 P＜0.05，＋表示 P＜0.1，ns 表示不显著。

从表7—4可以看出，丝绸之路沿线14省区市受访居民在抑郁度程度和心理压力程度上没有明显差异，而在压力来源和情绪排解方式上有显著差异。西北地区、西南地区以及东部地区的受访居民在抑郁度得分上相差无几;从心理压力程度来看,西北地区、西南地区以及东部地区的受访居民心理压力程度比较大的比例均不过四成;从压力来源方面看,西南地区受访居民心理压力来源于经济条件(26.0%)和工作压力(25.5%)所占比例相对较高,而东部地区受访居民心理压力来源于健康状况所占比例较高(25.7%);从情绪排解方式来看,总体上以听歌玩游戏等(46.3%)娱乐方式和顺其自然让时间来解决(37.7%)的方式为主。

7.3　生殖健康

生殖健康包括有无性行为、性生活次数、性生活满意度和避孕措施知晓度四个指标。分别向受访居民提问"您是否有性行为?""您最近一个月的性生活次数""您对您的性生活满意吗?"和"您对自己目前采取的避孕措施的特点(副作用)了解吗?"四个问题,根据受访居民的回答内容来反映受访者的生殖健康,并作进一步分析。

表 7—5　西北 5 省区已婚受访居民的生殖健康值及范围比例(%)

	总体	陕西	甘肃	宁夏	青海	新疆	LR/T 检验
有无性行为	**(783)**	**(372)**	**(79)**	**(64)**	**(68)**	**(200)**	ns
是	88.3	87.9	88.6	92.2	83.8	89.0	
否	11.7	12.1	11.4	7.8	16.2	11.0	
性生活次数	**(621)**	**(291)**	**(66)**	**(55)**	**(58)**	**(151)**	ns
0 次	22.9	22.7	30.3	34.5	13.8	19.2	
1—4 次	65.2	66.3	60.6	54.5	70.7	66.9	
5 次以上	11.9	11.0	9.1	10.9	15.5	13.9	
均值	2.01	1.78	1.98	1.56	2.55	2.41	***
性生活满意度	**(605)**	**(262)**	**(69)**	**(56)**	**(60)**	**(158)**	+
非常满意	13.6	9.2	14.5	19.6	8.3	20.3	
比较满意	46.8	45.4	58.0	28.6	51.7	48.7	
一般	35.5	40.8	21.7	48.2	35.0	28.5	
比较不满意	2.8	3.4	2.9	1.8	3.3	1.9	
非常不满意	1.3	1.1	2.9	1.8	1.7	0.6	
避孕措施知晓度	**(563)**	**(246)**	**(64)**	**(49)**	**(58)**	**(146)**	+
非常了解	11.0	14.6	4.7	4.1	6.9	11.6	
比较了解	25.9	24.4	18.8	20.4	29.3	32.2	
一般了解	28.2	26.4	29.7	34.7	20.7	31.5	
不太了解	30.9	30.5	40.6	38.8	37.9	21.9	
完全不了解	3.9	4.1	6.2	2.0	5.2	2.7	

注:*** 表示 P<0.0001,** 表示 P<0.01,* 表示 P<0.05,+表示 P<0.1,ns 表示不显著。

从表7—5可以看出：在是否有性行为方面，西北5省区内部之间无明显差异，总体看来有88.3%的已婚受访居民有性行为；在每月性生活次数方面，总体上西北5省区已婚受访居民每月平均性生活次数为2.01次，其中65.2%的受访居民每月性生活次数在1—4次，有22.9%的受访居民最近一个月内没有性生活。从每个省份来看，宁夏已婚受访居民平均每月性生活在1.56次，在5个省区中最低，青海最高，平均每月在2.55次；在性生活满意度方面，总体上60.4%的受访居民对性生活比较满意。西北5省区受访居民在性生活满意度上有明显的差异，其中宁夏已婚受访居民对性生活的满意度(48.2%)明显低于总体平均水平(60.4%)，新疆已婚受访居民对性生活的满意度明显高于总体平均水平(60.4%)；在避孕措施知晓度方面，总体上有36.9%的受访居民了解避孕措施副作用，5个省区有明显的差异，甘肃已婚受访居民避孕措施知晓度(23.5%)明显低于总体平均水平(36.9%)，而新疆受访居民避孕措施知晓度最高(43.8%)，陕西、青海，宁夏受访居民避孕措施知晓度均在30%左右。

表7—6　14省区市已婚受访居民的生殖健康值及范围比例(%)

	总体	西北	西南	东部	LR/T检验
有无性行为	**(1007)**	**(783)**	**(139)**	**(85)**	***
是	86.1	88.3	79.9	76.5	
否	13.9	11.7	20.1	23.5	
性生活次数	**(776)**	**(621)**	**(93)**	**(62)**	+
0次	22.6	22.9	20.4	22.6	
1—4次	64.0	65.2	63.4	53.2	
5次以上	13.4	11.9	16.1	24.2	
均值	2.12	2.01	2.47	2.66	+
性生活满意度	**(772)**	**(605)**	**(101)**	**(66)**	ns
非常满意	14.1	13.6	12.9	21.2	
比较满意	47.4	46.8	47.5	53.0	
一般	34.5	35.5	34.7	24.2	
比较不满意	3.0	2.8	5.0	1.5	
非常不满意	1.0	1.3	0.0	0.0	
避孕措施知晓度	**(716)**	**(563)**	**(97)**	**(56)**	***
非常了解	10.1	11.0	5.2	8.9	
比较了解	29.6	25.9	28.2	60.7	
一般了解	28.4	33.0	34.0	19.6	
不太了解	28.6	30.9	25.8	10.7	
完全不了解	3.4	0.0	0.3	3.9	

注：*** 表示 P<0.0001，** 表示 P<0.01，* 表示 P<0.05，+表示 P<0.1，ns表示不显著。

从表 7—6 可以看出，在是否有性行为方面，西北、西南，东部 3 个区域之间存在明显差异，总体看来有 86.1％的已婚受访居民有性行为；在每月性生活次数方面，总体上丝绸之路沿线 14 省区市已婚受访居民每月平均性生活次数为 2.12 次，其中 64.0％的受访居民每月性生活次数在 1—4 次，有 22.6％的受访居民最近一个月内没有性生活。从每个区域来看，西北地区已婚受访居民平均每月性生活在 2.01 次，在 3 个区域中最低，东部地区最高，平均每月在 2.66 次，西南区域次之，平均每月在 2.47 次；在性生活满意度方面，总体上 61.5％的受访居民对性生活比较满意。3 个区域的受访居民在性生活满意度上无明显差异，其中东部已婚受访居民对性生活的满意度(74.2％)明显高于总体平均水平(61.5％)，西北、西南地区对性生活的满意度相等(60.4％)，低于总体平均水平(61.5％)；在避孕措施知晓度方面，总体上有 39.7％的受访居民了解避孕措施副作用，3 个区域有明显的差异，东部区域已婚受访居民避孕措施知晓度(69.6％)最高，明显高于总体平均水平(39.7％)，而西北(36.9％)、西南(33.4％)受访居民避孕措施知晓度明显低于于总体平均水平(39.7％)。

7.4　本章小结

本章主要通过分析不同地区的受访居民在基本健康状况上的现状及差异，可以得出以下结论：

第一，在生理健康上，从西北 5 省区内部来看，总体上有 60％以上的受访居民认为自己的健康状况良好，并且西部 5 省区中每个省七成左右的受访居民 BMI 值在正常范围内，有八成以上的受访居民认为自己 15 岁之前的健康状况良好，并且总体上超过半数的受访居民没有患慢性病，说明大部分居民身体健康状况表现出较好的趋势。从西北、西南和东部三个区域来看，总体上有 60％以上的受访者认为自己的健康状况良好，并且丝绸之路沿线 14 省区市中每个省七成左右的受访居民 BMI 值在正常范围内，有八成以上的受访居民认为自己 15 岁之前的健康状况良好，但是西南地区 BMI 值在正常范围内的比例和认为自己 15 岁之前的健康状况良好的比例并没有达到总体水平；说明西南地区受访居民的健康水平有待于提高。

第二，在心理健康上，从西北 5 省区内部来看，新疆受访居民抑郁度得分较高于其他 4 省区，说明新疆地区受访居民心理素质较好，总体上西北 5 省区压力程度较大的受访居民所占比例不超过四成，而压力主要来源于经济条件和工作压力，选择听歌玩游戏等娱乐方式和顺其自然让时间来解决的方式来释放自己的压力的受访居民所占比例较大。从西北、西南和东部3个区域来看，西北、西南和东部地区受访居民的抑郁度得分和总体平均水平几乎相等，总体上丝绸之路沿线14省区市压力程度较大的受访居民所占比例不超过40%，压力主要来源于经济条件、工作压力和健康状况，首选压力排解方式是听歌玩游戏等娱乐方式，其次是顺其自然让时间来解决，说明经济压力和工作压力是影响人们心理健康的主要因素，应适当采取一些发泄方式来释放自己的压力。

第三，在生殖健康上，从西北5省区内部来看，宁夏已婚受访居民每月性生活次数在西北5省区内部最低为平均每月1.56次，且其省区受访居民对性生活的满意度较低，新疆受访居民对性生活持满意态度的比例在5个省区最高。从避孕措施知晓度来看，超过三分之一的已婚受访居民了解避孕措施，新疆受访居民知晓度最高。总的来说，新疆受访居民在生殖健康方面优于其他4省区。从西北、西南和东部3个区域来看，大部分已婚受访居民对性生活持满意态度，东部区域对性生活满意的受访居民在3个区域中最多，西北地区受访居民平均月性生活次数2.01次，在3个区域中最低，东部区域受访居民对避孕措施副作用了解最多，西南区域了解最少，东部地区受访居民生殖健康水平高于其他2个地区。

第 8 章
社会支持与健康意识

人类是生活在社会中的群体，社会交往也是必不可少的，生活在一个和谐友善的社会环境对身体健康大有裨益。具备良好的健康意识可以有效的预防疾病，本章通过调查受访居民的感知支持和社会活动参与情况来介绍受访居民的社会支持，通过调查受访居民的优生优育行为和健康知识知晓情况来介绍受访居民的健康意识。

8.1　社会支持

社会支持包括受访居民的感知支持和社会活动参与两个指标。感知支持通过向受访者提问"如果要借东西或请人做些小事，是否会有家人、邻居或朋友向您提供帮助?"，"如果为某些问题心情不好，是否会有家人、邻居或朋友愿意听您倾诉?"和"如果有社交活动，是否会有家人、邻居或朋友愿意陪您一起去?"这些问题来测度。社会参与包括受访者在过去一个月内是否参加志愿者活动或者慈善活动、是否上学或者参加培训课程、是否串门、跟朋友交往、是否打麻将、下棋、打牌、去社区活动室和是否参加社团组织活动五个题项。根据丝绸之路沿线 14 省区市受访居民的回答内容来反映受访者的社会支持情况，并进一步比较不同地域受访居民在社会支持方面的差异。

从表 8—1 可以看出，感知支持方面，总体上，西北 5 省区受访居民感知支持情况很好，超过 90%以上的受访居民在日常生活中能受到别人的帮助，在不开心的时候能够找到伴侣倾诉，平时业余生活时参与社交活动。从 5 个省区来看，陕西受访居民在"如果要借东西或请人做些小事，是否会有家人、邻居或朋友向您提供帮助?"上的感知支持低于其他 4 省区，且显著低于总体平均水平(91.4%)，甘肃所占比例最高，有 99.2%的甘肃受访居民在生活中能得到别人的帮助。西北 5 省区受访居民在 "是否有人听您倾诉"，"是否有社交活动"上无明显差异。社会参与方面,西北5省区受访居民在五项社会活动中均表现出明显差异。总体上接近九成的受访居民在过去一个月内不参加志愿者活动或者慈善活动,宁夏受访居民参与志愿者活动或者慈善活动的比

表8—1　西北5省区受访居民的社会支持值及范围比例(%)

	总体	陕西	甘肃	宁夏	青海	新疆	LR/T检验
感知支持							
是否有人帮助	**(1555)**	**(764)**	**(126)**	**(129)**	**(119)**	**(417)**	***
是	91.4	84.7	99.2	98.4	96.6	97.6	
否	8.6	15.3	0.8	1.6	3.4	2.4	
是否有人听您倾诉	**(1555)**	**(765)**	**(126)**	**(129)**	**(119)**	**(416)**	ns
是	92.1	91.5	93.7	92.2	91.6	92.8	
否	7.9	8.5	6.3	7.8	8.4	7.2	
是否有社交活动	**(1548)**	**(758)**	**(126)**	**(129)**	**(119)**	**(416)**	ns
是	95.0	95.3	95.2	95.3	95.0	94.2	
否	5.0	4.7	4.8	4.7	5.0	5.8	
社会参与							
志愿者活动或者慈善活动	**(1545)**	**(759)**	**(126)**	**(129)**	**(117)**	**(414)**	**
是	15.8	14.8	8.7	23.3	11.1	18.8	
否	84.2	85.2	91.3	76.7	88.9	81.2	
上学或者参加培训课程	**(1544)**	**(757)**	**(126)**	**(129)**	**(117)**	**(415)**	***
是	27.7	16.7	28.7	24.8	36.9	29.1	
否	70.9	72.3	83.3	71.3	75.2	63.1	
串门、跟朋友交往	**(1549)**	**(760)**	**(126)**	**(129)**	**(118)**	**(416)**	***
是	87.0	88.2	94.4	89.1	89.8	81.2	
否	13.0	11.8	5.6	10.9	10.2	18.8	
打麻将、下棋、打牌、去社区活动室	**(1546)**	**(759)**	**(126)3**	**(128)**	**(118)**	**(415)**	*
是	38.1	40.2	37.3	31.2	46.6	34.2	
否	61.9	59.8	62.7	68.8	53.4	65.8	
参加社团组织活动	**(1541)**	**(757)**	**(126)**	**(129)**	**(116)**	**(413)**	***
是	21.8	18.5	16.7	27.1	18.1	28.8	
否	78.2	81.5	83.3	72.9	81.9	71.2	

注:*** 表示 $P<0.0001$,** 表示 $P<0.01$,* 表示 $P<0.05$,+表示 $P<0.1$,ns表示不显著。

例较高于其他 4 省区为 23.3%，青海受访居民在过去一个月内上学或者参加培训课程的比例高于其他 4 省区为 36.9%，总体上将近九成的受访居民在过去的一个月内会串门、跟朋友交往，而甘肃受访居民所占比例最高为 94.4%，总体上西北 5 省区受访居民过去一个月内打麻将、下棋、打牌、去社区活动室的比例不到四成，但是青海受访居民参与该活动所占比例为 46.4%，西北 5 省区受访居民参与社团活动所占比例均在 20%左右。

表 8—2　14 省区市受访居民的社会支持值及范围比例(%)

	总体	西北	西南	东部	LR/T 检验
感知支持					
是否有人帮助	**(2004)**	**(1555)**	**(260)**	**(189)**	***
是	92.4	91.4	98.1	92.6	
否	7.6	8.6	1.9	7.4	
是否有人听您倾诉	**(2002)**	**(1555)**	**(259)**	**(188)**	ns
是	92.3	92.1	94.2	91.0	
否	7.7	7.9	5.8	9.0	
是否有社交活动	**(1993)**	**(1548)**	**(257)**	**(188)**	ns
是	94.8	95.0	95.3	93.1	
否	5.2	5.0	4.7	6.9	
社会参与					
志愿者活动或者慈善活动	**(1989)**	**(1545)**	**(254)**	**(190)**	**
是	17.1	15.8	20.1	24.2	
否	82.9	84.2	79.9	75.8	
上学或者参加培训课程	**(1986)**	**(1544)**	**(253)**	**(189)**	*
是	29.5	29.1	26.1	37.0	
否	70.5	70.9	73.9	63.0	
串门、跟朋友交往	**(1995)**	**(1549)**	**(257)**	**(189)**	ns
是	86.4	87.0	84.4	83.6	
否	13.6	13.0	15.6	16.4	
打麻将、下棋、打牌、去社区活动室	**(1991)**	**(1546)**	**(256)**	**(189)**	+
是	38.9	38.2	45.3	36.5	
否	61.1	61.8	54.7	63.5	
参加社团组织活动	**(1984)**	**(1541)**	**(254)**	**(189)**	**
是	22.3	21.9	17.7	32.3	
否	77.7	78.1	82.3	67.7	

注：*** 表示 P＜0.0001，** 表示 P＜0.01，* 表示 P＜0.05，+表示 P＜0.1，ns 表示不显著。

从表8－2可以看出，感知支持方面，总体上，西北、西南和东部地区的受访居民感知支持度很好，超过90％以上的受访居民在日常生活中能受到别人的帮助，在不开心的时候能够找到伴侣倾诉，平时业余生活时参与社交活动。从三个区域来看，西北地区受访居民在“如果要借东西或请人做些小事，是否会有家人、邻居或朋友向您提供帮助？”上的感知支持低于其他区域，且显著低于总体平均水平（92.4％），有98.1％的西南地区受访居民在生活中能得到别人的帮助。在“是否有人听您倾诉”，“是否有社交活动”方面三个区域无明显差异。社会参与方面，14省区市受访居民除了在串门、跟朋友交往上选项没有明显差异外，在其余四个健康活动上均有显著性差异，东部地区（24.2％）受访居民过去一个月内参与志愿者活动或者慈善活动的比例高于西北地区（15.8％）以及西南地区（20.1％），甚至高于14省区市总体平均水平（17.1％），东部地区受访居民在过去一个月内上学或者参加课程培训的比例较高为37％，远高于西北地区（29.1％）和西南地区（26.1％），西北、西南以及东部地区的受访居民在过去一个月串门、与朋友交往的比例均在85％左右，西南地区受访居民在过去一个月内打麻将、下棋、打牌、去社区活动室的比例为45.3％，远高于西北（38.2％）和东部地区（36.5％），东部地区受访居民过去一个月内参与社团活动的比例为32.3％，而西南地区仅有不到两成的受访居民在过去一个月内参与社团活动。

8.2 健康意识

健康意识包括艾滋病知晓情况、叶酸知晓情况、是否有婚检、是否进行产检以及保健知识关注情况五个指标。分别向受访者询问“是否知晓艾滋病以及艾滋病会不会传染？”、“是否知晓叶酸以及其作用？”、“是否婚检？”、“是否产检？”和“是否关注保健知识以及关注保健知识的渠道和需求？”这些题项，根据丝绸之路沿线14省区市受访居民的回答内容来反映受访者的健康意识，并进一步比较不同地域受访居民在健康意识方面的差异。

从表8－3和表8－4可以看出，西北5省区受访居民在是否知晓艾滋病上没有明显差异，但是在艾滋病是否会传染这个问题上有明显差异，总体上90％以上的受访居民知晓艾滋病，在5个省区中，青海（91.4％）的受访居民认为艾滋病会传染，高于其他4个省区；西北5省区受访居民在知晓叶酸及其作用问题上有明显差异，陕西知晓叶酸的受访居民所占比例最高为42.1％，其次是青海（37.7％）受访居民，同样，在知晓叶酸作用上，陕西和青海知晓叶酸作用的受访居民所占比例均在7％以上；西北5省区受访居民在婚检和产检优生行为上有明显差异，新疆地区(64.0%)受访居民在婚检行为上所占比例明显高于其他 4 个省区，并且在产检行为上，不管是第一胎(76.0%)、第二胎(70.9%)以及第三胎(57.6%)进行产检的比例也远远高于其他 4 个省区；从健康知识方面来看，西北 5 省区受访居民在是否关注健康知识、关注健康知识渠道以及健康知识需求上有明显差异，总体上有 60%的受访居民平时会关注健康知识，陕西(57.1%)和甘肃(50.0%)平时关注健康知识的受访居民所占比例相对较低；从健康知识获得渠道来看，总体上从医生(32.7%)处获得健康知识的受访居民所占比例最高，其次是电视广播(23.2%)和报纸/杂志(21.8%)；从健康知识需情况来看，总体上对生活保健/更年期保健的需求程度最高为 43.0%，而宁夏地区(51.6%)受访居民对这方面的需求更是高于其他地区。

表 8—3　西北 5 省区受访居民优生优育值及范围比例(%)

	总体	陕西	甘肃	宁夏	青海	新疆	LR/T 检验
知晓艾滋病	**(1554)**	**(766)**	**(126)**	**(129)**	**(119)**	**(414)**	ns
是	95.9	94.9	95.2	95.3	98.3	97.3	
否	4.1	5.1	4.8	4.7	1.7	2.7	
艾滋病传染	**(1482)**	**(721)**	**(120)**	**(123)**	**(116)**	**(402)**	***
会	87.8	88.1	83.3	82.9	91.4	89.1	
不会	7.8	7.9	4.2	15.4	6.0	6.7	
说不清	4.5	4.0	12.5	1.6	2.6	4.2	
知晓叶酸	**(1508)**	**(741)**	**(119)**	**(125)**	**(114)**	**(409)**	***
是	35.9	42.1	22.7	30.4	37.7	29.6	
否	64.1	57.9	77.3	69.6	62.3	70.4	
知晓叶酸作用	**(1563)**	**(770)**	**(126)**	**(129)**	**(119)**	**(419)**	*
知晓	6.3	7.7	0.8	4.7	7.6	5.5	
不知晓	93.7	92.3	99.2	95.3	92.4	94.5	
婚检	**(895)**	**(439)**	**(90)**	**(75)**	**(77)**	**(214)**	***
是	41.1	34.4	30.0	33.3	36.4	64.0	
否	58.9	65.6	70.0	66.7	63.6	36.0	
是否进行产检							
第一胎	**(820)**	**(399)**	**(85)**	**(67)**	**(73)**	**(196)**	***
是	61.5	55.4	52.9	59.7	67.1	76.0	
否	38.5	44.6	47.1	40.3	32.9	24.0	
第二胎	**(529)**	**(268)**	**(66)**	**(47)**	**(38)**	**(110)**	**
是	52.6	48.1	45.5	51.1	44.7	70.9	
否	47.4	51.9	54.5	48.9	55.3	29.1	
第三胎	**(168)**	**(72)**	**(31)**	**(19)**	**(13)**	**(33)**	+
是	35.7	27.8	35.5	31.6	30.8	57.6	
否	64.3	72.2	64.5	68.4	69.2	42.4	

注：*** 表示 $P<0.0001$，** 表示 $P<0.01$，* 表示 $P<0.05$，+表示 $P<0.1$，ns 表示不显著。

表 8—4 西北 5 省区受访居民健康知识值及范围比例(%)

	总体	陕西	甘肃	宁夏	青海	新疆	LR/T 检验
关注健康知识	**(1552)**	**(765)**	**(126)**	**(128)**	**(118)**	**(415)**	**
是	60.1	57.1	50.0	64.1	61.0	67.2	
否	39.9	42.9	50.0	35.9	39.0	32.8	
健康知识渠道	**(993)**	**(471)**	**(71)**	**(92)**	**(77)**	**(282)**	***
医生	32.7	28.2	23.9	41.3	31.2	40.1	
报纸/杂志	21.8	21.9	15.5	21.7	16.9	24.5	
电视广播	23.2	24.8	28.2	20.7	20.8	20.6	
互联网	17.0	19.1	19.7	10.9	26.0	12.4	
社区的宣传	1.6	2.5	1.4	2.2	0	0.4	
亲朋好友交流	3.7	3.4	11.3	3.3	5.2	2.1	
健康知识需求	**(1006)**	**(475)**	**(72)**	**(91)**	**(78)**	**(290)**	**
生活保健/更年期保健	43.0	41.5	30.6	51.6	37.2	47.6	
慢性病防治	11.3	10.7	15.3	5.5	19.2	11.0	
妇科病/男性病防治	15.5	13.1	13.9	20.9	16.7	17.9	
饮食/营养/药物知识	16.3	18.9	20.8	13.2	14.1	12.4	
健康生活方式	8.0	7.6	11.1	4.4	10.3	8.3	
社交/活动	0.9	0.8	2.8	1.1	0	0.7	
心理健康咨询	1.1	1.1	2.8	1.1	0	1.0	
牙齿/视力/听力	1.5	2.9	1.4	0	0	0	
没想过不知道	2.4	3.4	1.4	2.2	2.6	1.0	

注：*** 表示 P<0.0001，** 表示 P<0.01，* 表示 P<0.05，＋表示 P<0.1，ns 表示不显著。

从表 8—5 和表 8—6 可以看出，西北、西南以及东部地区受访居民在是否知晓艾滋病和艾滋病会不会传染问题上没有明显差异，总体上 96%以上的受访居民知晓艾滋病，并且接近 9 成的受访居民认为艾滋病会传染；西北、西南以及东部地区受访居民在知晓叶酸及其作用问题上有明显差异，东部地区受访居民在知晓叶酸(43.5%)及知晓叶酸作用(12.6%)问题上所占比例均最高于西北地区和西南地区；西北、西南以及东部地区受访居民在婚检的优生行为上有明显差异，东部地区(64.79)进行婚检的受访居民所占比例远高于西南地区和西北地区为，西北、西南以及东部地区受访居民在是否进行产检上，只有在怀有第二胎进行产检时有明显差异，第一胎总体上有六成以上受访居民进行产检，第二胎西南地区受访居民进行产检的比例仅有 39%，而第三胎受访居民进行产检的比例也是还不过四成；西北、西南以及东部地区受访居民在是否关注健康知识上没有明显差异，而在健康知识获取渠道和健康知识需求上有明显差异，总体上有六成以上的受访居民平时会关注健康知识，在健康知识获取渠道上，西南地区受访居民从电视广播上获取健康知识所占比例高于其他省份为 26.5%，东部地区受访居民从互联网(27.6%)和亲朋好友交流(35.3%)处获取健康知识所占比例均高于其他地区；从健康知识需求方面来看，西南地区受访居民在妇科病/男性病防治健康知识需求方面显著高于其他地区为 22.9%，而东部地区的受访居民在健康生活方式的健康知识需求方面显著高于其他地区为 35.8%。

表 8—5　14 省区市受访居民优生优育值及范围比例(%)

	总体	西北	西南	东部	LR/T 检验
知晓艾滋病	**(2005)**	**(1554)**	**(260)**	**(191)**	ns
是	96.2	96.0	96.2	97.9	
否	3.8	4.0	3.8	2.1	
艾滋病传染	**(1915)**	**(1482)**	**(249)**	**(184)**	ns
会	88.7	87.8	92.0	91.3	
不会	7.2	7.8	4.4	6.0	
说不清	4.2	4.5	3.6	2.7	
知晓叶酸	**(1949)**	**(1508)**	**(257)**	**(184)**	+
是	36.3	35.8	33.9	43.5	
否	63.7	64.2	66.1	56.5	
知晓叶酸作用	**(2016)**	**(1563)**	**(262)**	**(191)**	**
知晓	6.7	6.3	5.3	12.6	
不知晓	93.3	93.7	94.7	87.4	
婚检	**(1149)**	**(895)**	**(152)**	**(102)**	***
是	43.7	41.1	44.7	64.7	
否	56.3	58.9	55.3	35.3	
是否进行产检					
第一胎	(1050)	(820)	(141)	(89)	ns
是	61.8	61.5	60.3	67.4	
否	38.2	38.5	39.7	32.6	
第二胎	(650)	(529)	(77)	(44)	+
是	50.6	52.6	39.0	47.7	
否	49.4	47.4	61.0	52.3	
第三胎	(204)	(168)	(22)	(14)	ns
是	34.3	35.7	18.2	42.9	
否	65.7	64.3	81.8	57.1	

注：*** 表示 $P<0.0001$，** 表示 $P<0.01$，* 表示 $P<0.05$，+表示 $P<0.1$，ns 表示不显著。

表 8－6　14 省区市受访居民健康知识值及范围比例(%)

	总体	西北	西南	东部	LR/T 检验
关注健康知识	**(1999)**	**(1552)**	**(257)**	**(190)**	ns
是	66.0	65.1	66.5	72.1	
否	34.0	34.9	33.5	27.9	
健康知识渠道	**(1172)**	**(897)**	**(170)**	**(105)**	***
医生	11.2	10.6	11.8	15.2	
报纸/杂志	8.3	7.6	14.1	4.8	
电视广播	15.2	13.5	26.5	11.4	
互联网	24.3	24.6	20.6	27.6	
社区的宣传	7.8	8.8	4.1	5.7	
亲朋好友交流	33.2	34.9	23.0	35.3	
健康知识需求	**(1248)**	**(953)**	**(175)**	**(120)**	***
生活保健/更年期保健	12.3	11.3	18.3	11.7	
慢性病防治	4.6	4.9	3.4	3.3	
妇科病/男性病防治	9.6	7.8	22.9	5.0	
饮食/营养/药物知识	20.6	21.1	17.7	20.8	
健康生活方式	30.9	31.3	25.7	35.8	
社交/活动	9.5	10.3	5.7	8.3	
心理健康咨询	8.3	8.5	4.6	12.5	
牙齿/视力/听力	1.9	2.3	0	1.7	
没想过不知道	2.2	2.5	1.7	0.8	

注：*** 表示 $P<0.0001$，** 表示 $P<0.01$，* 表示 $P<0.05$，＋表示 $P<0.1$，ns 表示不显著。

8.3　本章小结

本章主要通过分析不同地区的受访居民在社会支持与健康意识上的现状及差异，可以得出以下结论：

第一，在社会支持上，社会参与程度方面，丝绸之路沿线 14 省区市受访居民在过去一个月内串门、和朋友交往的次数较为频繁，西南地区受访居民过去一个月打麻将、下棋、打牌、去社区活动室的比例将近 50%，说明受访居民与亲戚朋友来往密切，社会关系很好，感知支持方面，丝绸之路沿线 14 省区市受访居民感知支持度较高，其中甘肃在西北 5 省区中受访居民感知支持度最高。

第二，在健康意识上，不管从西北 5 省区内部来讲还是从西北、西南以及东部 3 个地区来讲，九成以上的受访居民知晓艾滋病并认为艾滋病会传染，但是对叶酸及其作用的知晓度低，西北 5 省区内部比较发现，在婚检及产检上，新疆地区的受访居民具有较高的执行力，总体上一半以上的受访居民会关注保健知识，主要通过医生、电视广播和报纸杂志这些渠道获取健康知识，西北 5 省区受访居民对生活保健、更年期保健相关知识需求较大。从西北、西南以及东部 3 个地区比较分析，在婚检和产检上，东部地区的受访居民也具有较高的执行力，总体上接近七成的受访者平时会关注保健知识，而东部地区关注保健知识的受访居民已经超过 70%，说明东部地区受访居民健康意识较强，而健康知识主要从互联网以及身边的亲朋好友处获得，数据显示，总体上受访居民对健康生活方式以及饮食药物方面的相关知识需求较大，而西南地区受访居民对妇科病、男性病防治需求相对较大。

第9章
健康生活

健康生活是指有益于健康的习惯化的行为方式，具体表现为生活有规律，没有不良嗜好，讲究个人、环境和饮食卫生。积极向上的健康生活有助于人类的身心健康，本章通过调查受访居民的健康行为、体育锻炼情况和合理饮食来介绍受访居民的健康生活。

9.1 健康行为

健康行为包括睡眠时间、抽烟情况以及喝酒情况三个指标，通过向受访者提问“您每天的睡眠时间大约为几小时?”，“您是否抽过烟?”，“您现在还在吸烟还是戒烟了?”，“您现在或者戒烟前平均一天抽多少支烟?”以及“过去一年内，你是否喝过以下酒?”等问题来测度。根据丝绸之路沿线14省区市受访居民的回答内容来反映受访者的健康行为状况，并进一步比较不同地域受访居民在健康行为方面的差异。

从表9－1可以看出，从每日睡眠时间长短来看，总体上，西北5省区受访居民平均每天睡7.77个小时，总体睡眠时间超过7个小时，甘肃受访居民平均每天睡8.02个小时，显著高于总体平均水平7.77个小时，而宁夏受访居民平均每天睡7.43个小时，显著低于其他4省区。从抽烟情况来看，总体上，西北5省区有41％的受访居民抽过烟，在抽过烟的人群当中有65％的受访居民戒烟。陕西有49.7％的受访居民抽过烟，显著高于其他4省区，在5个省区内，青海受访居民抽烟的占比最少为29.7％。西北5省区受访居民平均每天抽烟8.74支，5个省区里青海抽烟的人群平均每天抽10.03支，高于其他4省区。西北5省区有45.6％的受访居民喝啤酒，平均每天喝2.97瓶；有30.1％的受访居民喝葡萄酒，37.6％的受访居民喝白酒；5个省区内，在喝白酒和葡萄酒方面没有明显的差异，在喝啤酒上有显著差异，陕西受访居民平均每天喝 19.84ml 白酒明显高于其他省区，而其他 4 省区受访居民平均每天喝 0.5ml 左右的白酒。

表 9—1　西北 5 省区受访居民的健康行为值及范围比例(%)

	总体	陕西	甘肃	宁夏	青海	新疆	LR/T 检验
睡眠	**(1392)**	**(604)**	**(126)**	**(128)**	**(119)**	**(415)**	+
均值	7.77	7.73	8.02	7.43	7.79	7.86	
是否抽过烟	**(1544)**	**(757)**	**(125)**	**(128)**	**(118)**	**(416)**	***
是	41.0	49.7	40.8	35.2	29.7	30.3	
否	59.0	50.3	59.2	64.8	70.3	69.7	
是否戒烟	**(649)**	**(382)**	**(51)**	**(47)**	**(35)**	**(134)**	***
是	65.0	56.5	72.5	78.7	82.9	76.9	
否	35.0	43.5	27.5	21.3	17.1	23.1	
每天抽烟数	**(535)**	**(275)**	**(51)**	**(45)**	**(35)**	**(129)**	ns
均值	8.74	8.75	7.47	7.67	10.03	9.24	
是否喝过啤酒	**(1405)**	**(632)**	**(126)**	**(125)**	**(117)**	**(405)**	***
不喝	54.1	55.1	34.9	54.4	54.7	58.3	
喝	45.6	44.6	65.1	44.8	44.4	41.7	
不知道	0.3	0.3	0.0	0.8	0.9	0.0	
均值	2.97	2.85	3.66	2.60	3.04	2.93	
是否喝过葡萄酒	**(1390)**	**(621)**	**(126)**	**(126)**	**(114)**	**(403)**	ns
不喝	69.5	71.2	65.1	68.3	66.7	69.5	
喝	30.1	28.3	33.3	31.7	33.3	30.3	
不知道	0.4	0.5	1.6	0.0	0.0	0.2	
均值	148.94	111.24	169.15	151.65	135.16	227.89	
是否喝过白酒	**(1375)**	**(607)**	**(125)**	**(125)**	**(117)**	**(401)**	ns
不喝	62.4	62.1	55.2	64.0	57.3	66.1	
喝	37.6	37.9	44.8	36.0	42.7	33.9	
不知道	0.0	0.0	0.0	0.0	0.0	0.0	
均值	9.01	19.84	0.51	0.36	0.85	0.34	

注：*** 表示 P＜0.0001，** 表示 P＜0.01，* 表示 P＜0.05，+表示 P＜0.1，ns 表示不显著。

从表 9—2 可以看出，从每日睡眠时间长短来看，总体上，西北、西南和东部地区受访居民平均每天睡 7.75 个小时，三个区域受访居民在睡眠时间上无明显差异。从抽烟方面来看，总体上，丝绸之路沿线 14 省区市有 38.2%的受访居民抽过烟，在抽过烟人群当中有 64.7%的受访居民戒烟。西北区域有 41.0%的受访居民抽过烟，显著高于其他区域，在三个区域内，东部区域受访居民抽烟人数占东部受访居民总数的25.8%。三个区域的受访居民平均每天抽烟8.59支，西南区域的受访居民平均每天抽7.81支，低于其它两个区域。三个区域中有45.3%的受访居民喝啤酒，平均每天喝3瓶；有30.1%的受访居民喝葡萄酒，35.1%的受访居民喝白酒；三个区域的受访居民在喝啤酒方面没有明显的差异，在喝白酒和葡萄酒上有显著差异，西北地区受访居民平均每天喝9.01ml白酒，明显高于其他区域，而西南和东部地区受访居民平均每天喝0.3ml左右的白酒。

表9—2 14省区市受访居民的健康行为值及范围比例(%)

	总体	西北	西南	东部	LR/T检验
睡眠	**(1842)**	**(1392)**	**(260)**	**(190)**	ns
均值	7.75	7.77	7.80	7.56	
是否抽过烟	**(1990)**	**(1544)**	**(256)**	**(190)**	***
是	38.2	41.0	30.9	25.8	
否	61.8	59.0	69.1	74.2	
是否戒烟	**(782)**	**(649)**	**(82)**	**(51)**	ns
是	64.7	65.0	67.1	56.9	
否	35.3	35.0	32.9	43.1	
每天抽烟数	**(658)**	**(535)**	**(75)**	**(48)**	ns
均值	8.59	8.74	7.81	8.13	
是否喝过啤酒	**(1851)**	**(1405)**	**(260)**	**(186)**	
不喝	54.5	54.1	58.8	51.1	ns
喝	45.3	45.6	41.2	48.4	
不知道	0.3	0.3	0.0	0.5	
均值	3.00	2.97	3.32	2.86	
是否喝过葡萄酒	**(1836)**	**(1390)**	**(260)**	**(186)**	***
不喝	69.4	69.5	76.2	59.1	
喝	30.1	23.8	38.7	30.1	
不知道	0.5	0.4	0.0	2.2	
均值	163.81	148.94	277.14	182.72	
是否喝过白酒	**(1819)**	**(1375)**	**(260)**	**(184)**	***
不喝	64.9	62.4	71.5	73.9	
喝	35.1	37.6	28.5	26.1	
不知道	0.0	0.0	0.0	0.0	
均值	6.88	9.01	0.30	0.30	

注：***表示P<0.0001，**表示P<0.01，*表示P<0.05，+表示P<0.1，ns表示不显著。

9.2　体育锻炼

体育锻炼包括体育锻炼频率、每次锻炼的时间以及体育锻炼类型三个指标，分别通过询问受访居民“您参加体育锻炼的频率?”，“您每次参加体育锻炼的时间?”以及“您参加哪些方式的体育活动?”三个题项来测度。根据丝绸之路沿线 14 省区市受访居民的回答内容来反映受访者的体育锻炼情况，并进一步比较不同地域受访居民在体育锻炼方面的差异。

表 9—3　西北 5 省区受访居民体育锻炼值及范围比例(%)

	总体	陕西	甘肃	宁夏	青海	新疆	LR/T 检验
体育锻炼频率	**(1540)**	**(751)**	**(125)**	**(129)**	**(119)**	**(416)**	***
每天	19.9	20.9	12.8	26.4	21.0	17.8	
每周 3—5 次	15.8	16.5	8.0	10.9	19.3	17.5	
每周 1—2 次	22.3	24.8	19.3	17.8	21.8	20.2	
每月 1—3 次	17.9	15.0	22.4	25.6	17.6	19.5	
从不锻炼	24.1	22.8	37.6	19.4	20.2	25.0	
每次锻炼时间	**(1173)**	**(583)**	**(78)**	**(104)**	**(95)**	**(313)**	ns
30 分钟以内	43.2	43.1	35.9	53.8	49.5	39.9	
31—60 分钟	39.1	39.5	50.0	30.8	34.7	39.9	
61—90 分钟	10.7	10.1	10.3	11.5	12.6	11.2	
90—120 分钟	3.3	3.3	2.6	2.9	1.1	4.5	
120 分钟以上	3.6	4.1	1.3	1.0	2.1	4.5	
体育锻炼类型	**(980)**	**(497)**	**(74)**	**(94)**	**(95)**	**(220)**	***
散步	27.2	30.8	32.4	18.1	44.2	14.1	
跑步	15.7	18.7	12.2	10.6	13.7	13.2	
跳舞、体操、太极拳	11.0	11.7	6.8	6.4	11.6	12.7	
健身房健身	6.5	5.2	4.1	12.8	5.3	8.2	
球类运动	29.3	26.4	32.4	38.3	21.1	34.5	
游泳	6.0	3.0	4.1	9.6	4.2	12.7	
其他	4.2	4.2	8.1	4.3	0	4.5	

注：*** 表示 P<0.0001，** 表示 P<0.01，* 表示 P<0.05，+表示 P<0.1，ns 表示不显著。

从表 9—3 可以看出，从体育锻炼上来看，西北 5 省区受访居民在体育锻炼频率、体育锻炼类型上有明显差异，在每次体育锻炼进行时间上无明显差异。总体上每周至少进行1次体育锻炼的受访居民所占比例将近六成，而甘肃受访居民每周至少进行1次体育锻炼所占比例仅有40.1%，远低于其他4省区；青海受访居民选择散步作为体育锻炼的比例为44.2%，宁夏受访居民选择球类运动的比例相对较高为38.3%。

表9—4　14省区市受访居民体育锻炼值及范围比例(%)

	总体	西北	西南	东部	LR/T 检验
体育锻炼频率	**(1978)**	**(1533)**	**(256)**	**(189)**	*
每天	20.1	20.0	25.4	13.8	
每周3—5次	16.5	15.9	16.8	21.2	
每周1—2次	22.6	22.4	21.1	26.5	
每月1—3次	18.2	18.0	18.0	20.1	
从不锻炼	22.6	23.7	18.8	18.5	
每次锻炼时间	**(1524)**	**(1167)**	**(207)**	**(150)**	ns
30分钟以内	41.4	41.6	35.7	48.0	
31—60分钟	41.1	40.3	45.9	40.7	
61—90分钟	11.0	11.3	11.1	8.0	
90—120分钟	3.3	3.4	3.4	2.0	
120分钟以上	3.3	3.4	3.9	1.3	
体育锻炼类型	**(1291)**	**(981)**	**(202)**	**(108)**	+
散步	22.6	21.4	29.2	21.3	
跑步	14.3	15.4	10.9	11.1	
跳舞、体操、太极拳	12.5	12.6	13.4	9.3	
健身房健身	7.0	7.2	4.5	9.3	
球类运动	33.2	32.5	35.6	35.2	
游泳	5.9	6.4	3.5	5.6	
其他	4.5	4.4	3.0	8.3	

注：*** 表示 $P<0.0001$，** 表示 $P<0.01$，* 表示 $P<0.05$，+表示 $P<0.1$，ns表示不显著。

从表9—4来看，从体育锻炼角度来看，丝绸之路沿线14省区市受访居民在体育锻炼频率和体育锻炼类型上有明显差异，在每次锻炼时间上没有明显差异。总体上有六成的受访居民至少每周进行一次体育锻炼，在体育锻炼类型上，丝绸之路沿线14省区市的受访居民选择球类运动的比例最高为

33.2%,其次是散步为 22.6%。

9.3 合理膳食

合理膳食包括膳食宝塔知晓情况、是否注意饮食搭配和是否吃早餐三个指标。通过向受访者提问“您知道中国居民膳食宝塔或中国居民膳食指南吗?”,“您平时是否注意饮食上的合理搭配?”和“您吃早餐吗?”这三个问题来测度合理膳食,根据受访者的回答内容来反映受访者的合理膳食情况,并进一步比较不同地域受访居民在合理膳食方面的差异。

表 9—5 西北 5 省区受访者居民合理膳食值及范围比例(%)

	总体	陕西	甘肃	宁夏	青海	新疆	LR/T 检验
是否了解膳食宝塔	**(1399)**	**(610)**	**(125)**	**(128)**	**(118)**	**(418)**	ns
知道并了解	12.5	13.6	7.2	17.2	14.4	10.5	
知道但不了解	33.7	32.1	32.0	33.6	33.9	36.4	
不知道	53.8	54.3	60.8	49.2	51.7	53.1	
是否注意饮食搭配	**(1556)**	**(769)**	**(125)**	**(125)**	**(119)**	**(418)**	***
经常注意	25.6	17.9	13.6	29.6	17.6	44.5	
偶尔注意	44.6	49.5	61.6	52.8	65.5	22.0	
从不注意	29.8	32.5	24.8	17.6	16.8	33.5	
是否吃早餐	**(1546)**	**(766)**	**(124)**	**(123)**	**(118)**	**(415)**	***
每天吃	52.2	44.9	58.1	53.7	72.9	57.6	
经常吃	27.0	30.3	19.4	26.8	20.3	25.1	
偶尔吃	16.9	19.2	21.8	15.4	6.8	14.5	
不吃	3.9	5.6	0.8	4.1	0.0	2.9	

注:*** 表示 P<0.0001,** 表示 P<0.01,* 表示 P<0.05,+表示 P<0.1,ns 表示不显著。

从表 9—5 可以看出,西北 5 省区有 53.8%的受访居民不知道膳食宝塔,仅有 12.5%的受访居民知道并了解膳食宝塔。在是否了解膳食宝塔方面,西北 5 省区各省区之间没有明显的差异。从是否注意饮食搭配方面来看,超过一半以上的人群都有合理进行饮食搭配的意识。从是否吃早餐方面来看,有超过一半的人群每天都吃早餐,不吃早餐的人群很少仅占 3%左右,说明大多受访居民比较注意饮食。

从表 9—6 可以看出,西北、西南和东部有 52.8%的受访居民不知道膳食宝塔,仅有 13.3%的受访居民知道并了解膳食宝塔。在是否了解膳食宝塔方

表 9—6 14 省区市受访居民的合理膳食值及范围比例(%)

	总体	西北	西南	东部	LR/T 检验
是否了解膳食宝塔	**(1848)**	**(1399)**	**(259)**	**(190)**	ns
知道并了解	13.3	12.5	15.1	16.8	
知道但不了解	33.9	33.7	34.7	34.2	
不知道	52.8	53.8	50.2	48.9	
是否注意饮食搭配	**(2005)**	**(1556)**	**(259)**	**(190)**	***
经常注意	25.8	25.6	24.7	28.4	
偶尔注意	47.3	44.6	54.8	59.5	
从不注意	26.9	29.8	20.5	12.1	
是否吃早餐	**(1994)**	**(1546)**	**(258)**	**(290)**	***
每天吃	55.0	52.2	61.6	68.4	
经常吃	25.7	27.0	20.9	21.6	
偶尔吃	15.7	16.9	13.6	8.9	
不吃	3.7	3.9	3.9	1.1	

注：*** 表示 P<0.0001，** 表示 P<0.01，* 表示 P<0.05，+表示 P<0.1，ns 表示不显著。

面，西南和东部区域之间没有明显的差异，从是否注意饮食搭配方面来看，超过一半以上的受访居民都有合理进行饮食搭配的意识，东部区域从不注意饮食搭配的受访居民仅占 12.1%，显著低于西北(29.8%)和西南(20.5%)；从是否吃早餐方面来看，有超过一半的受访居民每天都吃早餐，不吃早餐的受访居民很少仅占 3%左右，东部区域仅有 1.1%受访居民不吃早餐，说明东部区域人民比较注意饮食。

9.4 本章小结

本章主要通过分析不同地区的受访居民在健康生活上的现状及差异，可以得出以下结论：

第一，健康行为方面，从西北 5 省区来看，甘肃受访居民平均每天睡眠时间最长，宁夏受访居民平均每天睡眠时间最少，青海受访居民每天抽烟数在西北 5 省区中最多。从西北、西南和东部三个区域来看，西北地区受访居民在抽烟人数、每天抽烟数上占比都高于西南和东部区域。

第二，在体育锻炼上，丝绸之路沿线 14 省区市的大部分受访居民每周会进行至少 1 次体育锻炼并且进行体育锻炼的时间在一个小时以内，主要以散步及球类运动为主，但是在西北 5 省区中的甘肃地区，从不锻炼的受访居民却有 37.6%，应加强甘肃受访居民的体育锻炼意识。

第三，合理膳食方面，丝绸之路沿线 14 省区市有超过一半的受访居民不知道膳食宝塔，但大部分人在饮食搭配和食用早餐上都有很强的意识。西北 5 省区内青海人民有良好的合理膳食习惯，优于其他 4 省区。东部地区受访居民在饮食习惯上优于西北和西南地区。

第10章 特殊人群健康状况

特殊人群的健康是政府和社会需要高度关注的问题,而妇女和老年人属于特殊人群中的弱势群体,他们的健康更是需要社会各个阶层群众的关爱与援助。本章主要通过调查老年人的日常生活自理能力和生活照料情况介绍老年人的健康状况,通过调查女性是否定期妇检和是否患有妇科病情况来介绍女性健康状况。

10.1 老年人健康

老年人健康包括日常生活自理能力和日常生活照料情况两个指标。日常生活自理能力通过向受访者询问“您认为自己通常做下面几项日常活动有困难吗?”,“如果让您自己做下面的几项活动,您是否有困难?”两个问题来测度,日常生活照料情况通过向受访者询问“过去12个月,主要是谁照料您的生活起居?”这个问题来测度。根据老年受访者的回答内容来反映老年受访者的健康状况,并进一步比较不同地域受访老年人在健康方面的差异。

从表10－1可以看出,在日常生活自理能力方面,总体上西北5省区受访的老年人有超过三分之二的人群在洗澡、穿衣、上厕所、走路等日常活动没有困难,仅有不到10%左右的受访老年人在生活自理能力方面自己根本做不了;5个省区内,受访老年人的自理能力没有明显的差异。在器械自理能力方面,除新疆以外有70%左右的受访老年人在做饭、买东西做家务和步行约100米行动上没有困难,在做饭上有10.2%的受访老年人自己做不了,新疆有30.8%的受访老年人自己根本做不了饭,显著高于其他4省区;在买东西方面,有23.1%的新疆受访老年人自己根本做不了,其他4省区没有明显差异,这说明新疆受访老年人在器械自理能力上明显弱于其他几省。

表 10－1　西北 5 省区受访老年人健康值及范围比例(%)

	总体	陕西	甘肃	宁夏	青海	新疆	LR/T 检验
日常生活自理能力							
洗澡	**(149)**	**(77)**	**(21)**	**(21)**	**(17)**	**(13)**	ns
没有困难	67.1	64.9	66.7	71.4	70.6	69.2	
有点困难	24.8	26.0	23.8	23.8	23.5	23.1	
自己根本做不了	8.1	9.1	9.5	4.8	5.9	7.7	
穿衣	**(176)**	**(105)**	**(20)**	**(21)**	**(17)**	**(13)**	ns
没有困难	85.8	82.9	90.0	81.0	100.0	92.3	
有点困难	12.5	15.2	10.0	14.3	0.0	7.7	
自己根本做不了	1.7	1.9	0.0	4.8	0.0	0.0	
下床或从椅子上站起来	**(177)**	**(105)**	**(21)**	**(21)**	**(17)**	**(13)**	ns
没有困难	83.6	85.7	76.2	85.7	88.2	69.2	
有点困难	15.8	13.3	23.8	14.3	11.8	30.8	
自己根本做不了	0.6	1.0	0.0	0.0	0.0	0.0	
在房间里走动	**(176)**	**(105)**	**(20)**	**(21)**	**(17)**	**(13)**	ns
没有困难	87.5	88.6	85.0	95.2	88.2	69.2	
有点困难	11.9	10.5	15.0	4.8	11.8	30.8	
自己根本做不了	0.6	1.0	0.0	0.0	0.0	0.0	
上厕所	**(175)**	**(105)**	**(20)**	**(20)**	**(17)**	**(13)**	ns
没有困难	84.0	85.7	75.0	85.0	88.2	76.9	
有点困难	13.1	11.4	25.0	10.0	11.8	15.4	
自己根本做不了	2.9	2.9	0.0	5.0	0.0	7.7	
吃饭	**(176)**	**(105)**	**(20)**	**(21)**	**(17)**	**(13)**	ns
没有困难	93.2	92.4	95.0	90.5	94.1	100.0	
有点困难	6.8	7.6	5.0	9.5	5.9	0.0	
自己根本做不了	0.0	0.0	0.0	0.0	0.0	0.0	
器械自理能力							
做饭	**(177)**	**(106)**	**(20)**	**(21)**	**(17)**	**(13)**	***
没有困难	67.8	78.3	55.0	57.1	64.7	23.1	
有点困难	22.0	16.0	25.0	28.6	29.4	46.2	
自己根本做不了	10.2	5.7	20.0	14.3	5.9	30.8	
买东西	**(178)**	**(106)**	**(21)**	**(21)**	**(17)**	**(13)**	ns
没有困难	70.8	77.4	52.4	66.7	76.5	46.2	

表10－1续表

	总体	陕西	甘肃	宁夏	青海	新疆	LR/T检验
有点困难	21.9	17.9	38.1	23.8	17.6	30.8	
自己根本做不了	7.3	4.7	9.5	9.5	5.9	23.1	
做家务	**(176)**	**(105)**	**(20)**	**(21)**	**(17)**	**(13)**	*
没有困难	71.6	79.0	65.0	66.7	70.6	30.8	
有点困难	18.8	14.3	25.0	23.8	17.6	38.5	
自己根本做不了	9.7	6.7	10.0	9.5	11.8	30.8	
步行约100米	**(176)**	**(105)**	**(20)**	**(21)**	**(17)**	**(13)**	ns
没有困难	81.8	81.9	85.0	81.0	88.2	69.2	
有点困难	13.6	15.2	10.0	14.3	0.0	23.1	
自己根本做不了	4.5	2.9	5.0	4.8	11.8	7.7	

注：*** 表示 P<0.0001，** 表示 P<0.01，* 表示 P<0.05，＋表示 P<0.1，ns 表示不显著。

表10－2　西北5省区受访老年人生活照料值及范围比例(%)

	总体	陕西	甘肃	宁夏	青海	新疆	LR/T检验
生活照料	**(144)**	**(88)**	**(15)**	**(16)**	**(14)**	**(11)**	ns
配偶	74.3	78.4	53.3	62.5	78.6	81.8	
儿子/儿媳	20.8	18.2	40.0	31.2	7.1	18.2	
女儿/女婿	4.2	3.4	6.7	6.2	7.1	0.0	
孙子女或者其配偶	0.7	0.0	0.0	0.0	7.1	0.0	
其他亲属	0.0	0.0	0.0	0.0	0.0	0.0	
朋友邻里	0.0	0.0	0.0	0.0	0.0	0.0	
保姆、小时工	0.0	0.0	0.0	0.0	0.0	0.0	
志愿者	0.0	0.0	0.0	0.0	0.0	0.0	
居委会/街道人员	0.0	0.0	0.0	0.0	0.0	0.0	
自我照料	0.0	0.0	0.0	0.0	0.0	0.0	
其他	0.0	0.0	0.0	0.0	0.0	0.0	

注：*** 表示 P<0.0001，** 表示 P<0.01，* 表示 P<0.05，＋表示 P<0.1，ns 表示不显著。

从表10－2可以看出，总体上，西北5省区受访老年人主要由配偶、儿子儿媳或女儿女婿照顾。其中74.3%的受访老年人由配偶照料，20.8%的受访老年人由儿子儿媳妇照料。陕西、青海和新疆无明显差异，与总体相当。甘肃有40.0%的受访老年人由儿子儿媳妇照料，明显高于其他4省区。

表 10—3　14 省区市受访老年人健康值及范围比例(%)

	总体	西北	西南	东部	LR/T 检验
日常生活自理能力					
洗澡	**(207)**	**(149)**	**(35)**	**(23)**	ns
没有困难	71.5	67.1	85.7	78.3	
有点困难	22.2	24.8	14.3	17.4	
自己根本做不了	6.3	8.1	0.0	4.3	
穿衣	**(233)**	**(176)**	**(35)**	**(22)**	ns
没有困难	88.0	85.8	100.0	86.4	
有点困难	10.3	12.5	0.0	9.1	
自己根本做不了	1.7	1.7	0.0	4.5	
下床或从椅子上站起来	**(234)**	**(177)**	**(35)**	**(22)**	ns
没有困难	83.3	83.6	88.6	72.7	
有点困难	16.2	15.8	11.4	27.3	
自己根本做不了	0.4	0.6	0.0	0.0	
在房间里走动	**(234)**	**(176)**	**(35)**	**(23)**	ns
没有困难	88.9	87.5	97.1	87	
有点困难	20.3	11.9	2.9	8.7	
自己根本做不了	0.9	0.6	0.0	4.3	
上厕所	**(233)**	**(175)**	**(35)**	**(23)**	ns
没有困难	83.7	84.0	85.7	78.3	
有点困难	14.2	13.1	14.3	21.7	
自己根本做不了	2.1	2.9	0.0	0.0	
吃饭	**(234)**	**(176)**	**(35)**	**(23)**	ns
没有困难	93.6	93.2	94.3	95.7	
有点困难	6.4	6.8	5.7	4.3	
自己根本做不了	0.0	0.0	0.0	0.0	
器械自理能力					
做饭	**(235)**	**(177)**	**(35)**	**(23)**	ns
没有困难	71.5	67.8	80.0	87.0	
有点困难	19.6	22.0	14.3	8.7	
自己根本做不了	8.9	10.2	5.7	4.3	
买东西	**(236)**	**(178)**	**(35)**	**(23)**	ns
没有困难	73.3	70.8	80.0	82.6	
有点困难	19.5	21.9	14.3	8.7	
自己根本做不了	7.2	7.3	5.7	8.7	
做家务	**(235)**	**(176)**	**(35)**	**(24)**	ns

表 10－3 续表

	总体	西北	西南	东部	LR/T 检验
没有困难	69.8	71.6	62.9	66.7	
有点困难	20.9	18.8	28.6	25.0	
自己根本做不了	9.4	9.7	8.6	8.3	
步行约 100 米	**(235)**	**(176)**	**(35)**	**(24)**	ns
没有困难	83.4	81.8	91.4	83.3	
有点困难	12.3	13.6	8.6	8.3	
自己根本做不了	4.3	4.5	0.0	8.3	

注：*** 表示 P＜0.0001，** 表示 P＜0.01，* 表示 P＜0.05，＋表示 P＜0.1，ns 表示不显著。

从表 10－3 可以看出，在日常生活自理能力方面，总体上西北、西南和东部区域受访老年人有超过三分之二的人群在洗澡、穿衣、上厕所、走路等没有困难，仅有不到 7％的受访老年人在生活自理能力方面自己根本做不了；三个区域内，受访老年人的自理能力没有明显的差异。在器械自理能力方面，有 70％左右的受访老年人在做饭、买东西做家务和步行约 100 米行动上没有困难，在做饭上东部地区仅有 4.3％受访老年人自己做不了，低于西北和西南老年人群；在买东西、做家务和步行 100 米方面接超过三分之二的受访老年人没有困难，三个区域没有明显的差异。

表 10－4　14 省区市受访老年人生活照料值及范围比例(％)

	总体	西北	西南	东部	LR/T 检验
生活照料	**(196)**	**(144)**	**(31)**	**(21)**	*
配偶	71.9	74.3	51.6	85.7	
儿子/儿媳	23.0	20.8	45.2	4.8	
女儿/女婿	4.6	4.2	3.2	9.5	
孙子女或者其配偶	0.5	0.7	0.0	0.0	
其他亲属	0.0	0.0	0.0	0.0	
朋友邻里	0.0	0.0	0.0	0.0	
保姆、小时工	0.0	0.0	0.0	0.0	
志愿者	0.0	0.0	0.0	0.0	
居委会/街道人员	0.0	0.0	0.0	0.0	
自我照料	0.0	0.0	0.0	0.0	
其他	0.0	0.0	0.0	0.0	

注：*** 表示 P＜0.0001，** 表示 P＜0.01，* 表示 P＜0.05，＋表示 P＜0.1，ns 表示不显著。

从表 10－4 可以看出，总体上，西北、西南和东部区域受访老年人主要由配偶、儿子儿媳照顾，少数人群由孙子女照顾。其中 71.9％的受访老年人由配偶照料，23.0％的受访老年人由儿子儿媳妇照料。西南区域有 51.6％的受访老年人由配偶照料，明显低于西北(74.3％)和东部(85.7％)区域。

10.2　女性健康

女性健康包括定期妇检和妇科病患病情况两个指标，通过询问受访女性"是否定期妇检？"以及"是否患有妇科病并及时进行治疗？"来调查女性健康，根据受访女性的回答内容来反映受访者的健康状况，并进一步比较不同地域受访女性在健康方面的差异。

表 10－5　西北 5 省区受访女性健康值及范围比例(％)

	总体	陕西	甘肃	宁夏	青海	新疆	LR/T 检验
定期妇检	**(766)**	**(376)**	**(64)**	**(62)**	**(65)**	**(199)**	*
是	31.6	28.2	21.9	40.3	35.4	37.2	
否	68.4	71.8	78.1	59.7	64.6	62.8	
患妇科病并及时治疗	**(760)**	**(370)**	**(64)**	**(62)**	**(65)**	**(199)**	*
患病，且及时治疗	22.0	19.7	23.4	17.7	33.8	23.1	
没有患病	52.6	55.7	34.4	51.6	43.1	56.3	
患病，但是未及时进行治疗	2.8	2.7	4.7	4.8	1.5	2.0	
不知道是否患病	22.6	21.9	37.5	25.8	21.5	18.6	

注：*** 表示 P＜0.0001，** 表示 P＜0.01，* 表示 P＜0.05，＋表示 P＜0.1，ns 表示不显著。

从表 10－5 可以看出，西北 5 省区受访女性在是否定期妇检和是否患有妇科病并及时治疗上有明显差异。在是否定期妇检上，宁夏受访女性定期进行妇检的比例最高为 40.3％，甘肃受访女性定期进行妇检的比例最低为 21.9％；在是否患有妇科病并及时进行治疗上，总体 5 成以上的受访女性没有患病，但是甘肃没有患病的受访女性仅有 34.4％，总体上患有妇科病并进行及时治疗和不知道是否患有妇科病的受访女性所占比例均等，均为 22％，甘肃受访女性在不知道是否患病上所占比例相对较高为 37.5％。

从表 10－6 可以看出，丝绸之路沿线 14 省区市受访女性在是否定期妇检上没有明显差异，但是在是否患病并及时进行治疗上有明显差异。总体上定期进行妇检的女性所占比例为 32.5％，东部地区(39.6％)受访女性进行定期妇检的比例较高于西北地区(31.6％)和西南地区(32.4％)的受访女性；在是否患有妇科病并进行及时治疗上，总体上有53.0%的受访女性没有患妇科病，而东部地区没有患妇科病的受访女性所占比例为68.1%，远高于其他地区，各个地区在患病且及时进行治疗和不知道是否患病上比例均等。

表10－6　14省区市受访女性健康值及范围比例(%)

	总体	西北	西南	东部	LR/T检验
定期妇检	**(1004)**	**(765)**	**(148)**	**(91)**	ns
是	32.5	31.6	32.4	39.6	
否	67.5	68.4	67.6	60.4	
患妇科病并及时治疗	**(1000)**	**(760)**	**(149)**	**(91)**	**
患病，且及时治疗	22.2	22.0	26.8	16.5	
没有患病	53.0	52.6	45.6	68.1	
患病，但是未及时进行治疗	3.3	2.8	6.7	2.2	
不知道是否患病	21.5	22.6	20.8	13.2	

注：*** 表示 P＜0.0001，** 表示 P＜0.01，* 表示 P＜0.05，＋表示 p＜0.1，ns 表示不显著。

10.3　本章小结

本章主要通过分析不同地区的受访老年人与受访女性的基本健康的现状及差异，可以得出以下结论：

第一，对于受访的女性，有超过六成的受访女性表示自己没有定期妇检的健康行为并且有一半的受访女性认为自己没有患病，而患病并且及时治疗和不知道自己是否患病的比例均等，说明受访女性在定期妇检上积极性不高，对自身的妇科健康关注度不高。

第二，对于受访的老年人，从西北5省区内部来看，超过三分之二的受访老年人日常生活自理能力和器械自理能力相对较高。新疆受访老年人在器械自理能力上弱于其他4省区。在生活照料方面，大部分受访老年人是由配偶及儿女照料，仅少部分受访老年人由其他人照料。从西北、西南和东部3个区域来看，大部分受访老年人在生活上可以自理，只有小部分受访老年人在做饭、买东西等小事上需要其他人帮助。在生活照料方面，西南区域有近一半的受访老年人由儿女来照顾，而西北和东部区域超过三分之二的受访老年人由配偶照顾。

第 11 章
公共服务

公共服务的满意度评价是衡量公民对政府项目认可度的重要指标，在目前所提供公共服务现状的基础上，将受访居民对目前公共服务状况的知晓度、满意度以及所实际接收到的公共服务作为需求来反映公共服务方面的不足。从服务内容、服务形式、服务机构三个方面对公共服务现状进行分析。

11.1　重点政策服务

本节通过询问受访居民“您是否听说过丝绸之路经济带、全民健身计划和‘健康中国 2030’规划”来调查受访居民对重点公共政策的知晓情况，并做进一步分析。

表 11—1　西北 5 省区重点公共政策知晓度值及范围比例(%)

	总体	陕西	甘肃	宁夏	青海	新疆	LR/T 检验
丝绸之路经济带	**(1522)**	**(747)**	**(126)**	**(126)**	**(114)**	**(409)**	***
知道并了解	27.2	22.2	20.0	26.5	27.9	40.0	
知道但不了解	45.3	48.3	44.4	50.2	44.1	38.3	
不知道	28.5	30.5	37.6	24.3	29.0	22.7	
全民健身计划	**(1522)**	**(747)**	**(126)**	**(127)**	**(114)**	**(408)**	***
知道并了解	15.2	12.5	10.3	12.1	17.4	24.2	
知道但不了解	39.1	38.1	25.4	50.7	41.2	42.6	
不知道	46.7	50.4	65.3	39.2	42.4	34.2	
“健康中国 2030”规划	**(1515)**	**(744)**	**(126)**	**(126)**	**(115)**	**(404)**	ns
知道并了解	5.6	5.2	4.2	2.4	7.6	6.6	
知道但不了解	19.2	19.8	10.5	21.2	17.1	21.1	
不知道	76.2	76.0	86.3	77.4	76.3	73.3	

注：*** 表示 P＜0.0001，** 表示 P＜0.01，* 表示 P＜0.05，＋表示 P＜0.1，ns 表示不显著。

由表11－1可以看出，从丝绸之路经济带知晓度看，新疆对丝绸之路经济带的知晓度最高，知晓度为知道并了解（40.0％）的比例最高，知晓度为不知道（22.7％）的比例最低。甘肃对丝绸之路经济带知晓度为知道并了解（20.0％）的比例最低，知晓度为不知道（37.6％）的比例最高，所以甘肃地区对丝绸之路经济带的知晓度最低。从全民健身计划知晓度看，甘肃全民健身计划的知晓度最低，知晓度为知道并了解（10.3％）的比例最低，知晓度为不知道（65.3％）的比例最高。新疆全民健身计划的知晓度相对较高，知晓度为知道并了解（24.2％）的比例最高，知晓度为不知道（34.2％）的比例最低。从健康中国“2030”规划知晓度看，检验结果显示，不存在省际差异。甘肃对健康中国“2030”规划的知晓度最低，知晓度为不知道（86.3％）的比例最高，知晓度为知道并了解（4.2％）的比例较低。

表11－2　14省区市重点公共政策知晓度值及范围比例(％)

	总体	西北	东部	西南	LR/T检验
丝绸之路经济带	**(1672)**	**(1522)**	**(61)**	**(89)**	ns
知道并了解	25.0	27.2	25.3	22.4	
知道但不了解	43.9	45.3	43.2	43.2	
不知道	31.1	28.5	32.5	35.4	
全民健身计划	**(1963)**	**(1522)**	**(188)**	**(253)**	*
知道并了解	14.1	15.2	15.1	12.1	
知道但不了解	43.3	39.1	49.2	41.6	
不知道	42.6	46.7	36.7	47.3	
健康中国“2030”规划	**(1861)**	**(1515)**	**(134)**	**(212)**	ns
知道并了解	5.1	5.6	5.4	4.2	
知道但不了解	20.0	19.2	19.4	21.5	
不知道	74.9	76.2	76.2	76.3	

注：*** 表示 P＜0.0001，** 表示 P＜0.01，* 表示 P＜0.05，＋表示 P＜0.1，ns 表示不显著。

由表11－2可以看出，从丝绸之路经济带知晓度看，大部分人对丝绸之路经济带知道但不了解，三个地区对丝绸之路经济带的知晓度相差不多，西北地区对丝绸之路知道并了解（27.2％）的比例最高，西北地区不知道丝绸之路经济带（28.5％）的比例最低，所以西北地区对丝绸之路经济带的知晓度最高。东部地区和西南地区对丝绸之路经济带的各知晓比例相差不多。从全民健身计划知晓度看，三个地区对全民健身计划知晓度相差不多，东部地区知道但不了解（49.2％）的比例稍微高于西北地区和西南地区，且不知道全民健身计划(36.7%)的比例较低,所以东部地区全民健身计划知晓度较高。西南地区知道并了解全民健身计划(12.1%)的比例最低,不知道全民健身计划(47.3%)的比例最高,所有西南地区全民健身计划的知晓度最低。从健康中国"2030"规划知晓度看,三个地区对健康中国"2030"规划知晓度基本一致,无明显区域差异。西南地区知道并了解(4.2%)的比例最低。

11.2　医疗卫生服务

本节涵盖医疗机构服务和医疗政策服务两方面调查结果,从省际层面和区域层面来分析两项服务内容的知晓度和满意度。

11.2.1　医疗机构服务

本节通过询问"您对医疗机构公共服务的满意度评价?"来调查受访者对西北地区公共医疗机构的服务水平、服务态度、医疗环境的满意度评价。

表 11—3　西北 5 省区医疗机构满意度值及范围比例(%)

	总体	陕西	甘肃	宁夏	青海	新疆	LR/T 检验
医疗机构服务水平	**(1158)**	**(693)**	**(125)**	**(125)**	**(112)**	**(400)**	+
满意	31.1	34.2	26.5	30.1	38.3	26.1	
基本满意	60.3	56.4	66.2	63.3	53.3	64.4	
不满意	9.6	9.4	7.2	7.6	10.4	10.5	
医疗机构服务态度	**(1510)**	**(745)**	**(125)**	**(125)**	**(113)**	**(402)**	**
满意	27.2	34.4	26.1	30.0	38.3	26.4	
基本满意	64.3	56.2	66.5	63.2	53.3	64.4	
不满意	9.5	9.4	7.4	7.8	10.4	10.2	
医疗机构医疗环境	**(1503)**	**(741)**	**(125)**	**(125)**	**(113)**	**(399)**	*
满意	24.5	27.3	22.7	23.9	23.2	18.3	
基本满意	63.2	61.6	69.2	58.1	65.5	67.4	
不满意	13.3	12.1	9.1	19.0	12.3	15.3	

注:*** 表示 P<0.0001,** 表示 P<0.01,* 表示 P<0.05,+表示 P<0.1,ns 表示不显著。

由表 11—3 可以看出,从医疗机构服务水平满意度看,医疗机构服务水平存在区域差异,5 个省区的医疗机构服务水平满意度趋同。大部分人群对医疗机构的服务水平基本满意,在这一态度上,没有体现出省份差异。从省际层面看,西北 5 省区不满意医疗机构服务水平的比例相差不多。青海

(38.3%)医疗机构服务水平满意的比例最大。甘肃(7.2%)医疗机构服务水平不满意的比例最低。从医疗机构服务态度满意度看,存在一定省际差异,但省份之间差异不大。甘肃(26.1%)满意医疗机构服务态度的比例最低,青海(38.3%)满意医疗机构服务态度的比例最高。从医疗机构医疗环境满意度看,西北5省区超过一半的人对所属省区的医疗机构环境基本满意。存在省际差异。宁夏(19%)对医疗环境持不满意态度比例最高;陕西(27.3%)对医疗环境持满意态度的比例最高。甘肃(9.1%)不满意医疗环境的比例最低。

表 11—4　14 省区市医疗机构满意度值及范围比例(%)

	总体	西北	东部	西南	LR/T 检验
医疗机构服务水平	**(1589)**	**(1158)**	**(185)**	**(246)**	ns
满意	31.6	31.1	32.3	31.5	
基本满意	61.2	60.3	61.2	62.2	
不满意	7.1	9.6	7.5	7.3	
医疗机构服务态度	**(1449)**	**(1510)**	**(184)**	**(245)**	ns
满意	27.6	27.2	30.3	25.4	
基本满意	62.6	64.3	58.2	65.2	
不满意	9.8	9.5	11.5	10.4	
医疗机构医疗环境	**(1932)**	**(1503)**	**(184)**	**(245)**	ns
满意	25.8	24.5	28.1	24.7	
基本满意	63.7	63.2	62.7	65.2	
不满意	10.5	13.3	10.2	11.1	

注:*** 表示 P<0.0001,** 表示 P<0.01,* 表示 P<0.05,+表示 P<0.1,ns 表示不显著。

由表 11—4 可以看出,显著性结果显示,三项服务均不显著。从服务水平满意度看,三个地区在满意度方面没有表现出明显的差异,满意度为满意的比例都在 31%左右,满意度为不满意的比例也基本一致,没有表现出明显的区域差距。从服务态度满意度看,持满意(30.3%)和不满意(11.5%)服务态度比例最高的都是东部地区,不满意服务态度的比例区域之间差距不大。从医疗环境满意度看,东部地区(28.1%)对当前的医疗环境满意比例最高,西北地区(24.5%)和西南地区(24.7%)基本持平。

11.2.2　医疗政策服务

本节通过询问"您参加的什么医疗保险?"、"您对目前的医疗保险服务是否满意?"来调查受访者的医疗服务情况,并做进一步分析。

表 11—5　西北 5 省区医疗服务值及范围比例(%)

	总体	陕西	甘肃	宁夏	青海	新疆	LR/T 检验
医疗保险服务	**(1386)**	**(601)**	**(126)**	**(128)**	**(118)**	**(413)**	ns
满意	22.3	28.4	30.3	19.5	37.2	23.7	
基本满意	73.3	64.2	63.3	70.1	53.4	64.1	
不满意	5.4	8.2	7.4	10.4	10.4	13.2	
国家医疗救助服务	**(1549)**	**(767)**	**(126)**	**(128)**	**(116)**	**(412)**	*
听说过且了解内容	10.4	27.1	22.5	23.5	23.4	18.3	
听说过但不了解内容	52.2	61.5	69.3	58.2	65.2	67.3	
没听过	37.4	12.4	9.2	19.3	12.4	15.4	

注：*** 表示 P<0.0001，** 表示 P<0.01，* 表示 P<0.05，+表示 P<0.1，ns 表示不显著。

由表 11—5 可知，从医疗保险服务满意度看，西北地区基本满意各个省区对医疗保险的比例最高，持不满意态度的比例最低。各省区之间的满意度比例差距不大，青海(37.2%)满意比例最高，新疆(23.7%)和陕西(28.4%)满意比例最低。表示基本满意的省区中，新疆(64.1%)最高，青海(53.4%)最低。表示不满意态度的省区中，宁夏(10.4%)和青海(10.4%)不满意医疗保险服务的比例较高，新疆(13.2%)最高，甘肃(7.4%)不满意的比例最低。从国家医疗救助服务知晓度看，西北地区医疗救助服务的知晓度存在省际差异，甘肃(9.2%)没有听说过医疗救助服务的比例最低，其余 4 省区对医疗救助服务的知晓程度大部分都是听说过但不了解，只有少数人对医疗救助服务听说过且了解。宁夏(19.3%)没有听说过医疗救助服务的比例最大。整体上西北地区医疗救助服务知晓度较低。

表 11—6　14 省区市医疗服务值及范围比例(%)

	总体	西北	东部	西南	LR/T 检验
医疗保险服务	**(1825)**	**(1386)**	**(185)**	**(254)**	+
很满意	21.7	22.3	26.2	16.6	
一般	73.1	73.3	69.6	76.3	
很不满意	5.2	5.4	4.2	7.1	
国家医疗救助服务	**(1989)**	**(1549)**	**(185)**	**(255)**	ns
听说过且了解内容	9.9	10.4	11.9	7.3	
听说过但不了解内容	50.8	52.2	52.1	48.2	
没听说过	39.3	37.4	37.0	45.5	

注：*** 表示 P<0.0001，** 表示 P<0.01，* 表示 P<0.05，+表示 P<0.1，ns 表示不显著。

由表 11－6 可以看出，从医疗保险服务满意度看，很满意医疗保险服务水平比例最高的区域为东部地区（26.2％），西南地区（16.6％）最低。很不满意医疗保险服务的地区差异不大。从国家医疗救助服务知晓度看，检验结果显示，不存在区域差异。西南地区（7.3％）听说过并了解的比例最低，东部地区听说并了解（11.9％）的比例最高。西南地区（45.5％）没有听说过的比例最高。

11.2.3 疾病管理服务

本小节涵盖慢性病管理服务、重性精神疾病管理服务、中医对疾病的预防和治疗、传染病防治四项公共服务的调查结果，从省级视角和区域视角对知晓度、满意度、需求度三个方面进行分析。

表 11－7 西北 5 省区疾病管理服务知晓度值及范围比例（％）

	总体	陕西	甘肃	宁夏	青海	新疆	LR/T 检验
慢性病管理	**(1396)**	**(620)**	**(125)**	**(129)**	**(119)**	**(403)**	***
未知	76.2	74.5	90.2	71.5	63.3	82.0	
知晓	24.8	26.2	10.8	29.5	37.7	18.0	
重性精神疾病管理	**(1437)**	**(650)**	**(125)**	**(128)**	**(119)**	**(415)**	***
未知	83.8	81.3	93.6	80.9	74.4	85.3	
知晓	17.2	19.7	7.4	20.1	26.6	15.7	
中医对疾病预防和治疗	**(1435)**	**(649)**	**(124)**	**(128)**	**(119)**	**(415)**	*
未知	68.3	67.6	69.6	66.6	57.2	73.3	
知晓	32.7	33.4	31.4	34.4	43.8	27.7	
传染病防治	**(1402)**	**(623)**	**(128)**	**(129)**	**(119)**	**(403)**	+
未知	53.9	54.5	61.9	52.7	42.3	53.1	
知晓	47.1	46.5	39.1	48.3	58.7	47.9	

注：*** 表示 P＜0.0001，** 表示 P＜0.01，* 表示 P＜0.05，＋表示 P＜0.1，ns 表示不显著。

表 11－7 检验结果显示，这四项基本公共服务均存在省际差异。这四项公共服务知晓度相对较高的是青海，四项公共服务知晓比例均为最高。甘肃的慢性病管理服务（10.8％）和重性精神疾病管理（7.4％）知晓比例最低，新疆（27.7％）中医对疾病的预防和治疗知晓比例最低。甘肃（39.1％）传染病防治服务的知晓比例最低。

表 11—8　西北 5 省区疾病管理服务满意度值及范围比例(%)

	总体	陕西	甘肃	宁夏	青海	新疆	LR/T 检验
慢性病管理	**(622)**	**(264)**	**(61)**	**(59)**	**(73)**	**(165)**	ns
满意	44.6	49.0	46.4	33.3	41.5	42.3	
基本满意	44.2	37.4	46.4	58.5	48.1	49.6	
不满意	12.2	14.6	8.2	10.2	11.4	9.1	
重性精神疾病管理服务	**(622)**	**(264)**	**(62)**	**(58)**	**(71)**	**(167)**	ns
满意	38.5	39.1	22.0	32.5	34.2	42.3	
基本满意	50.2	47.5	67.2	61.3	56.8	45.4	
不满意	12.3	15.4	11.8	7.2	9.0	12.3	
中医对疾病预防和治疗	**(467)**	**(270)**	**(67)**	**(58)**	**(72)**	**(167)**	***
满意	39.5	47.2	13.2	41.8	27.6	40.0	
基本满意	56.5	47.8	84.4	57.1	65.3	58.4	
不满意	5.0	6.0	3.4	2.1	8.1	3.6	
传染病防治	**(730)**	**(330)**	**(60)**	**(70)**	**(70)**	**(200)**	*
满意	42.7	48.2	25.2	47.7	42.6	35.1	
基本满意	50.2	45.1	63.4	45.2	55.1	55.6	
不满意	8.1	6.7	13.4	8.1	3.3	10.3	

注：*** 表示 P＜0.0001，** 表示 P＜0.01，* 表示 P＜0.05，＋表示 P＜0.1，ns 表示不显著。

表 11—8 检验结果显示，慢性病管理服务和重性精神疾病管理服务在统计上不存在省际差异，陕西(49.0%)慢性病管埋服务满意比例最高，宁夏(33.3%)最低。宁夏与其余 4 省区差距较大。陕西(14.6%)慢性病管理不满意比例最高，甘肃(8.2%)最低。新疆(42.3%)重性精神疾病管理服务满意比例最高，甘肃(22.0%)最低。陕西(15.4%)重性精神疾病管理服务不满意比例最高，宁夏(7.2%)最低。陕西(47.2%)中医对疾病预防和治疗满意比例最高，甘肃(13.2%)最低。青海(8.1%)中医对疾病的预防和治疗不满意比例最高，宁夏(2.1%)最低。检验结果显示，政府传染病防治服务存在省际差异。陕西(48.2%)和宁夏(47.7%)的传染病防治服务满意比例较高，甘肃(25.2%)传染病防治服务满意比例最低，且不满意比例最高(13.4%)。

表 11—9 西北 5 省区疾病管理服务需求度值及范围比例(%)

	总体	陕西	甘肃	宁夏	青海	新疆	LR/T 检验
慢性病管理	**(416)**	**(230)**	**(37)**	**(60)**	**(54)**	**(140)**	***
很需要	69.7	65.5	63.6	68.8	68.4	80.3	
一般	26.2	30.4	13.3	32.2	25.2	18.2	
不需要	6.1	6.1	23.1	0.0	7.4	2.5	
重性精神疾病管理	**(336)**	**(234)**	**(37)**	**(60)**	**(53)**	**(145)**	ns
很需要	61.8	59.3	58.3	59.9	55.3	72.2	
一般	30.2	31.4	27.2	34.1	42.3	21.2	
不需要	9.0	10.3	15.5	6.0	3.4	7.6	
中医对疾病预防和治疗	**(643)**	**(233)**	**(36)**	**(72)**	**(41)**	**(146)**	**
很需要	69.3	65.3	74.2	64.7	69.5	76.3	
一般	27.2	30.2	17.6	36.3	31.5	19.2	
不需要	4.5	4.5	9.2	0.0	0.0	5.5	
传染病防治	**(738)**	**(382)**	**(79)**	**(80)**	**(73)**	**(204)**	*
很需要	79.1	72.2	81.3	86.2	83.5	85.4	
一般	19.1	25.6	16.2	12.5	16.2	14.4	
不需要	2.8	3.2	3.5	2.3	1.3	1.2	

注：*** 表示 P<0.0001，** 表示 P<0.01，* 表示 P<0.05，+表示 P<0.1，ns 表示不显著。

根据表 11—9 检验结果，慢性病管理服务、中医对疾病预防和治疗、政府传染病防治存在省际差异，重性精神疾病管理不存在省际差异。总体上疾病管理服务需求度较高，尤其是慢性病管理服务需求度，重性精神疾病管理服务需求度稍低。甘肃（23.1%）不需要慢性病管理服务的比例最高，宁夏（0%）不需要慢性病管理服务的比例最低，新疆对慢性病管理服务（80.3%）、重性精神疾病管理服务（72.2%）、中医对疾病预防和治疗（76.3%）很需要的比例均为最高，青海（3.4%）不需要重性精神病管理服务的比例最低，宁夏（0%）和青海（0%）中医对疾病预防和治疗不需要的比例最低。陕西（72.2%）传染病防治服务的需求比例最低，与其它省区差距较大，各省区不需要传染病防治的比例相差不大，都保持在 4%以内。

表 11—10 结果显示，对于表 11—9 中的四项公共服务三个区域的知晓比例都比较低，知晓比例均低于未知比例，表明这三项公共服务的覆盖面和普及程度不大。检验结果显示，均存在省际差异，西南地区慢性病管理服务知晓比例（13.8%）和重性精神疾病管理服务比例（10.1%）最低，东部地区慢性病管理服务（28.3%）知晓比例最高。西南地区中医对疾病的预防和治疗服

务(19.7%)知晓比例最低,西北地区(32.7%)和东部地区(32.7%)持平。西南地区传染病防治服务(34.6%)知晓比例最低,东部地区的知晓度最高,知晓比例为 54.1%。

表 11—10　14 省区市疾病管理服务知晓度值及范围比例(%)

	总体	西北	东部	西南	LR/T 检验
慢性病管理	**(1841)**	**(1396)**	**(189)**	**(256)**	***
未知	78.7	76.2	72.7	87.2	
知晓	21.3	24.8	28.3	13.8	
重性精神疾病管理	**(1874)**	**(1437)**	**(184)**	**(253)**	***
未知	82.7	83.8	73.5	90.9	
知晓	17.3	17.2	27.5	10.1	
中医对疾病预防和治疗	**(1872)**	**(1435)**	**(184)**	**(253)**	***
未知	72.6	68.3	68.3	81.3	
知晓	27.4	32.7	32.7	19.7	
传染病防治	**(1850)**	**(1402)**	**(190)**	**(258)**	***
未知	55.7	53.9	46.9	66.4	
知晓	44.3	47.1	54.1	34.6	

注:*** 表示 P<0.0001,** 表示 P<0.01,* 表示 P<0.05,+表示 P<0.1,ns 表示不显著。

表 11—11　14 省区市疾病管理服务满意度值及范围比例(%)

	总体	西北	东部	西南	LR/T 检验
慢性病管理	**(708)**	**(622)**	**(58)**	**(28)**	ns
满意	40.5	44.6	38.5	32.5	
基本满意	48.6	44.2	53.2	57.4	
不满意	10.9	12.2	8.3	11.1	
重性精神疾病管理	**(711)**	**(622)**	**(59)**	**(30)**	ns
满意	30.6	38.5	34.5	18.8	
基本满意	57.2	50.2	53.2	68.2	
不满意	12.2	12.3	12.3	14.0	
中医对疾病预防和治疗	**(555)**	**(467)**	**(56)**	**(32)**	+
满意	36.8	39.5	42.5	23.3	
基本满意	57.1	56.5	53.5	70.3	
不满意	6.1	5.0	5.0	8.4	
传染病防治	**(932)**	**(730)**	**(103)**	**(99)**	ns
满意	38.8	42.7	44.2	29.6	
基本满意	53.5	50.2	50.3	63.2	
不满意	7.7	8.1	6.5	8.2	

注:*** 表示 P<0.0001,** 表示 P<0.01,* 表示 P<0.05,+表示 P<0.1,ns 表示不显著。

根据表11—11检验结果,慢性病管理服务、重性精神疾病管理、传染病防治省际差异不显著。西南地区慢性病管理服务满意(32.5%)比例最低。西北地区慢性病管理服务(44.6%)满意比例最高,但和西南地区相差不大。西南地区重性精神疾病管理(18.8%)满意比例要远低于西北地区和东部地区,三个地区重性精神疾病管理不满意比例相差不大,在12%—14%之间。西南地区中医对疾病的预防和治疗服务(23.3%)满意比例最低,中医对疾病的预防和治疗服务(8.4%)不满意比例相对较高。东部地区中医对疾病的预防和治疗服务(42.5%)满意比例最高。东部地区和西北地区中医对疾病的预防和治疗服务不满意比例均为5%。西南地区传染病防治服务(29.6%)满意比例最低。三个地区传染病防治服务的不满意比例相差较小,东部地区(6.5%)不满意比例最低,西南地区(8.1%)和西北地区(8.2%)不满意比例为基本持平。

表11—12　14省区市疾病管理服务需求度值及范围比例(%)

	总体	西北	东部	西南	LR/T 检验
慢性病管理	**(624)**	**(416)**	**(63)**	**(40)**	ns
很需要	67.5	69.7	67.5	65.2	
一般	28.9	26.2	27.3	33.3	
不需要	3.6	6.1	6.2	3.5	
重性精神疾病管理	**(619)**	**(336)**	**(61)**	**(29)**	**
很需要	50.7	61.8	48.9	41.4	
一般	29.2	30.2	28.1	45.2	
不需要	20.1	9.0	25.0	14.4	
中医对疾病预防和治疗	**(1459)**	**(643)**	**(53)**	**(878)**	ns
很需要	66.5	69.3	65.3	64.9	
一般	32.2	27.2	33.3	36.1	
不需要	1.3	4.5	1.4	0.0	
传染病防治	**(1017)**	**(738)**	**(108)**	**(91)**	ns
很需要	77.6	79.1	74.5	79.2	
一般	20.6	19.1	22.1	20.5	
不需要	1.8	2.8	4.4	1.3	

注:*** 表示 $P<0.0001$,** 表示 $P<0.01$,* 表示 $P<0.05$,+表示 $P<0.1$,ns表示不显著。

根据表11—12检验结果,除重性精神疾病管理外均不显著。慢性病管理服务、中医对疾病预防和治疗需求度整体较高,重性精神疾病管理需求度不高。三个地区很需要慢性病管理服务的比例在 65%－70%之间，不需要慢性病管理服务均不超过 7%。西北地区(61.8%)重性精神疾病管理服务的需求比例较高，东部地区(48.9%)和西南地区(41.7%)相差不多。三个区域很需要中医对疾病预防和治疗的比例相差不多，在 65%－70%之间，三个地区对传染病防治服务需求度较高，很需求传染病防治服务的比例都超过了 74%，不需要的比例均不超过 5%。

11.3　基本公共服务

本节通过询问基本公共服务情况来调查受访者对公共项目的知晓度、需求度和满意度，共包括 9 项基本公共服务内容，分别是：社区/农村给居民建立健康档案服务、社区/农村健康教育服务、社区/农村公共体育设施服务、儿童和孕产妇保健服务、老年人保健服务、卫生监督协管(食品、饮水、公共场所等)服务、食品安全管理、药品安全管理、免费孕检服务。从知晓度、满意度、需求度三个维度来测度这 9 项公共服务现状。并将这 9 项公共服务项目整合成三块来描述，分别是：社区/农村公共服务、妇老幼保健服务、卫生食品管理。同样进行西北 5 省区内部分析和 14 省区市区域分析。

由表 11－13 可以看出，社区/农村公共服务具体包括健康档案服务、健康教育服务、公共体育设施服务这三项基本公共服务。检验结果显示，三项基本公共服务存在省际差异。健康档案服务方面，甘肃(34.7%)健康档案服务的知晓比例最低。宁夏(55.1%)和青海(54.8%)健康档案服务的知晓度较高，未知健康档案服务的比例少于知晓健康档案服务的比例。健康教育服务方面。甘肃(25.7%)健康教育服务知晓度最低。宁夏(47.7%)和青海(47.7%)的健康教育服务知晓度比较高。公共体育设施方面，知晓公共体育设施服务比例多于未知比例。宁夏(73.4%)和青海(77.7%)的公共体育设施服务的知晓比例较高。甘肃(41.7%)的公共体育设施服务的知晓比例最低，公共体育设施服务整体上知晓度要高于健康档案服务和健康教育服务。

妇老幼保健服务具体包括儿童和孕产妇保健服务、老年人保健服务、免费孕检服务三项基本公共服务。检验结果显示，这三项基本公共服务存在省际差异，陕西(38.2%)的儿童和孕产妇保健服务知晓比例最小，青海(60.8%)的儿童和孕产妇保健服务知晓比例最高。宁夏(53.6%)和青海(58.6%)的老年人保健服务知晓比例较高。陕西(39.7%)免费孕检服务知晓比例最低，宁夏(50.6%)和青海(51.9%)免费孕检服务知晓比例较高。

表 11—13　西北 5 省区公共服务知晓度值及范围比例(%)

	总体	陕西	甘肃	宁夏	青海	新疆	LR/T 检验
健康档案服务	**(1360)**	**(600)**	**(120)**	**(120)**	**(110)**	**(410)**	**
未知	56.2	58.3	66.3	45.9	46.2	57.7	
知晓	44.8	42.7	34.7	55.1	54.8	43.3	
健康教育服务	**(1437)**	**(650)**	**(125)**	**(128)**	**(119)**	**(415)**	***
未知	57.7	60.5	75.3	47.7	47.7	54.1	
知晓	43.3	40.5	25.7	53.3	53.3	46.9	
公共体育设施服务	**(1431)**	**(650)**	**(125)**	**(127)**	**(119)**	**(410)**	***
未知	44.2	49.3	59.3	27.6	23.3	43.5	
知晓	56.8	51.7	41.7	73.4	77.7	57.5	
儿童和孕产妇保健服务	**(1431)**	**(647)**	**(128)**	**(127)**	**(117)**	**(412)**	***
未知	58.1	62.8	50.7	55.5	40.2	60.1	
知晓	42.9	38.2	50.3	45.5	60.8	40.9	
老年人保健服务	**(1431)**	**(651)**	**(124)**	**(127)**	**(119)**	**(410)**	***
未知	58.3	60.1	56.5	47.4	42.4	63.5	
知晓	42.7	40.9	44.5	53.6	58.6	37.5	
免费孕检服务	**(1396)**	**(620)**	**(125)**	**(129)**	**(119)**	**(403)**	*
未知	57.5	61.3	54.8	50.4	49.1	57.2	
知晓	43.5	39.7	46.2	50.6	51.9	43.8	
卫生监督协管	**(1406)**	**(625)**	**(125)**	**(129)**	**(124)**	**(403)**	**
未知	56.8	57.7	45.0	47.8	42.8	67.2	
知晓	44.2	43.3	55.0	53.2	58.2	33.8	
食品安全管理	**(1445)**	**(652)**	**(127)**	**(128)**	**(119)**	**(419)**	***
未知	47.4	46.2	47.5	31.7	23.3	62.2	
知晓	53.6	54.8	53.5	69.3	77.7	38.8	
药品安全管理	**(1376)**	**(610)**	**(120)**	**(124)**	**(119)**	**(403)**	***
未知	50.9	49.4	49.6	34.6	31.2	63.0	
知晓	50.1	51.6	51.4	66.4	69.8	37.0	

注：*** 表示 $P<0.0001$，** 表示 $P<0.01$，* 表示 $P<0.05$，＋表示 $P<0.1$，ns 表示不显著。

卫生食品管理具体包括：卫生监督协管（食品、饮水、公共场所等）服务、食品安全管理、药品安全管理这三项公共服务。检验结果显示，存在省际差异。青海的卫生监督协管（58.2%）、食品安全管理（77.7%）和药品安全管理（69.8%）知晓比例最高，新疆卫生监督协管（67.2%）、药品安全管理（63.0%）和食品安全管理（62.2%）未知比例最高。

表 11－14　西北 5 省区公共服务满意度值及范围比例(%)

	总体	陕西	甘肃	宁夏	青海	新疆	LR/T 检验
健康档案服务	**(666)**	**(304)**	**(43)**	**(72)**	**(65)**	**(182)**	*
满意	39.2	42.2	26.5	42.4	38.8	35.6	
基本满意	56.4	51.2	65.5	58.3	58.2	62.3	
不满意	5.4	7.6	9.0	0.3	3.0	3.1	
健康教育服务	**(666)**	**(300)**	**(45)**	**(74)**	**(65)**	**(182)**	ns
满意	38.3	41.2	31.1	32.1	41.5	36.2	
基本满意	56.1	52.5	63.1	67.6	59.2	57.4	
不满意	6.6	7.3	6.8	1.3	0.3	8.4	
公共体育设施服务	**(622)**	**(264)**	**(62)**	**(58)**	**(71)**	**(167)**	**
满意	41.6	45.3	39.2	36.2	49.1	32.6	
基本满意	49.2	47.3	51.3	54.8	46.2	50.2	
不满意	10.2	7.4	10.5	11.0	5.7	17.2	
儿童和孕产妇保健服务	**(634)**	**(270)**	**(63)**	**(59)**	**(73)**	**(169)**	**
满意	44.3	48.4	26.6	29.6	54.5	44.4	
基本满意	50.2	46.2	66.1	62.1	41.2	51.3	
不满意	6.5	6.4	8.3	9.3	6.3	5.3	
老年人保健服务	**(622)**	**(264)**	**(62)**	**(58)**	**(71)**	**(167)**	***
满意	40.7	48.1	15.4	37.2	43.4	36.1	
基本满意	51.2	42.9	82.2	55.4	54.2	52.5	
不满意	9.1	10.0	4.4	7.4	3.4	12.4	
免费孕检服务	**(636)**	**(271)**	**(66)**	**(60)**	**(71)**	**(168)**	**
满意	45.4	54.2	24.6	30.2	49.3	41.3	
基本满意	50.2	39.5	71.3	67.6	51.3	54.2	
不满意	5.5	7.3	5.1	3.2	0.4	5.5	
卫生监督协管服务	**(800)**	**(401)**	**(69)**	**(80)**	**(90)**	**(160)**	**
满意	33.7	38.1	12.5	33.5	26.2	32.2	
基本满意	53.2	50.2	62.3	49.5	66.4	51.7	
不满意	14.1	12.7	26.2	17.0	7.4	17.1	
食品安全管理	**(800)**	**(399)**	**(71)**	**(75)**	**(95)**	**(160)**	**
满意	36.5	41.3	20.4	36.5	24.2	37.4	
基本满意	49.3	45.2	62.3	47.0	52.6	53.2	
不满意	15.2	14.5	18.3	17.5	24.2	10.4	
药品安全管理	**(800)**	**(399)**	**(71)**	**(75)**	**(95)**	**(160)**	***
满意	38.1	44.2	30.9	35.2	21.3	37.2	
基本满意	52.1	47.2	59.1	57.3	61.7	54.4	
不满意	10.8	9.6	11.0	8.5	18.0	9.4	

注：*** 表示 $P<0.0001$，** 表示 $P<0.01$，* 表示 $P<0.05$，＋表示 $P<0.1$，ns 表示不显著。

由表11—14可以看出，社区/农村公共服务包括三项公共服务，分别是健康档案服务、健康教育服务、公共体育设施服务。检验结果显示，健康教育服务省际差距不显著。宁夏（42.4%）满意健康档案服务比例最高。甘肃（26.5%）健康档案服务满意比例最低。青海不满意公共体育设施服务的比例最低（5.7%），满意的比例最高（49.1%）。

妇老幼保健服务包括三项公共服务：儿童和孕产妇保健服务、老年人保健服务、免费优生孕前检查服务。检验结果显示，三项基本公共服务均存在省际差异。青海（54.5%）妇幼保健服务满意的比例最高；甘肃（26.6%）妇幼保健服务满意的比例最低。其中甘肃（26.6%）和宁夏（29.6%）妇幼保健服务满意比例与其它省区差距较大。各省之间不满意妇幼保健服务的比例差距较小，其中新疆（5.3%）不满意妇幼保健服务比例最低。老年人保健服务方面，甘肃（15.4%）满意老年人保健服务的比例最低，且与其余4省区差距较大。新疆（12%）不满意老年人保健服务比例最高；青海（3.4%）不满意老年人保健服务比例最低。陕西（54.2%）免费孕检服务满意比例最高，甘肃（24.6%）最低。

卫生食品管理包括三项基本公共服务内容，分别是：卫生监督协管（食品、饮水、公共场所等）服务、食品安全管理、药品安全管理。检验结果显示，三项公共服务均存在省际差异。甘肃（12.5%）卫生监督协管服务满意的比例最低，且不满意的比例（26.2%）最高。青海（24.2%）食品安全管理服务不满意的比例最高。青海（21.3%）药品安全管理服务满意的比例最低，不满意（18%）的比例最高。陕西（44.2%）满意药品安全管理服务的比例最高，且不满意（9.6%）的比例最低。

由表11—15可以看出，社区/农村公共服务包括三项公共服务，包括：健康档案服务、健康教育服务、公共体育设施服务。甘肃受访居民对健康档案服务需求、健康教育服务需求以及公共体育设施服务需求均最高。

妇老幼保健服务包括三个公共服务项目，分别是儿童和孕产妇保健服务、老年人保健服务、免费孕检服务。青海（80.2%）对妇幼保健服务需要的比例最高。新疆（83.3%）对老年人保健服务非常需要的比例最高。甘肃（87.6%）对免费优生孕前服务检查服务很需要的比例最高。

卫生食品管理服务包括三项公共服务，分别是卫生监督协管（食品、饮水、公共场所等）服务、食品安全管理、药品安全管理。检验结果显示，这三项都存在省际差异。陕西（68.2%）对卫生监督协管服务的需求比例最低。新疆（85.2%）对食品安全管理的需求比例最高。青海（81.7%）对药品安全管理服务的需求较高。

表 11－15　西北 5 省区公共服务需求度值及范围比例(%)

	总体	陕西	甘肃	宁夏	青海	新疆	LR/T 检验
健康档案服务	**(711)**	**(330)**	**(50)**	**(74)**	**(67)**	**(190)**	ns
很需要	70.1	66.2	80.1	62.4	69.1	72.8	
一般	27.6	32.3	16.2	36.2	28.2	25.2	
不需要	2.3	1.5	4.7	1.4	3.7	4.0	
健康教育服务	**(733)**	**(350)**	**(51)**	**(74)**	**(68)**	**(190)**	+
很需要	71.3	65.2	80.4	60.6	74.4	75.7	
一般	28.2	33.4	20.6	36.3	26.6	24.3	
不需要	0.5	2.4	0.0	4.1	0.0	2.0	
公共体育设施服务	**(728)**	**(336)**	**(52)**	**(77)**	**(67)**	**(196)**	ns
很需要	66.3	64.5	77.5	59.5	69.1	69.3	
一般	29.9	32.5	19.5	40.3	29.1	28.2	
不需要	3.8	3.0	4.0	1.2	2.8	3.5	
儿童和孕产妇保健服务	**(535)**	**(235)**	**(35)**	**(60)**	**(65)**	**(140)**	ns
很需要	71.7	68.2	77.2	63.3	80.2	69.4	
一般	24.7	28.4	17.5	29.3	20.8	27.5	
不需要	3.6	4.4	6.3	9.4	0.0	4.1	
老年人保健服务	**(559)**	**(233)**	**(43)**	**(72)**	**(65)**	**(146)**	**
很需要	75.2	65.2	75.3	72.1	80.3	83.3	
一般	23.0	31.4	19.4	26.9	20.7	16.5	
不需要	1.8	5.4	6.3	2.0	0.0	1.2	
免费孕检服务	**(520)**	**(223)**	**(41)**	**(68)**	**(42)**	**(146)**	**
很需要	76.4	68.3	87.6	71.2	82.7	72.2	
一般	20.0	28.4	10.1	26.0	14.2	21.5	
不需要	3.6	4.3	3.3	3.8	5.1	8.3	
卫生监督协管服务	**(841)**	**(415)**	**(79)**	**(90)**	**(92)**	**(165)**	**
很需要	75.3	68.2	78.7	71.2	79.8	78.7	
一般	22.3	27.5	13.2	28.4	21.2	21.2	
不需要	2.4	4.3	8.1	1.4	0.0	1.1	
食品安全管理	**(829)**	**(410)**	**(79)**	**(90)**	**(95)**	**(155)**	*
很需要	77.9	70.5	78.3	80.2	75.4	85.2	
一般	19.5	26.2	15.2	18.6	23.2	14.4	
不需要	2.6	5.3	6.5	2.2	2.4	1.4	
药品安全管理	**(839)**	**(421)**	**(77)**	**(91)**	**(95)**	**(155)**	*
很需要	77.5	70.7	79.9	74.6	81.7	80.2	
一般	21.1	26.3	14.1	25.2	19.3	20.8	
不需要	1.4	4.0	6.0	1.2	0.0	0.0	

注：*** 表示 P＜0.0001，** 表示 P＜0.01，* 表示 P＜0.05，＋表示 P＜0.1，ns 表示不显著。

表 11－16　14 省区市公共服务知晓值及范围比例(%)

	总体	西北	东部	西南	LR/T 检验
健康档案服务	**(1809)**	**(1360)**	**(189)**	**(260)**	***
未知	58.8	56.2	57.5	74.8	
知晓	41.2	44.8	43.5	26.2	
健康教育服务	**(1888)**	**(1437)**	**(190)**	**(261)**	***
未知	60.4	57.7	59.0	76.4	
知晓	39.6	43.3	41.0	24.6	
公共体育设施服务	**(1879)**	**(1431)**	**(190)**	**(258)**	***
未知	47.0	44.2	47.2	58.6	
知晓	53.0	56.8	53.8	42.4	
儿童和孕产妇保健服务	**(1866)**	**(1431)**	**(175)**	**(260)**	***
未知	59.2	58.1	57.4	77.2	
知晓	40.8	42.9	43.6	23.8	
老年人保健服务	**(1878)**	**(1431)**	**(189)**	**(258)**	**
未知	59.2	58.3	52.7	66.6	
知晓	40.8	42.7	48.3	34.4	
免费孕检服务	**(1843)**	**(1396)**	**(193)**	**(254)**	***
未知	60.6	57.5	49.9	74.3	
知晓	39.4	43.5	51.1	26.7	
卫生监督协管	**(1823)**	**(1406)**	**(174)**	**(243)**	***
未知	55.7	56.8	45.3	65.0	
知晓	44.3	44.2	55.7	35.0	
食品安全管理	**(1862)**	**(1445)**	**(174)**	**(243)**	***
未知	51.0	47.4	45.3	60.2	
知晓	49.0	53.6	55.7	40.8	
药品安全管理	**(1796)**	**(1376)**	**(174)**	**(246)**	***
未知	57.2	50.9	55.5	65.3	
知晓	42.8	50.1	45.5	35.7	

注：*** 表示 P＜0.0001，** 表示 P＜0.01，* 表示 P＜0.05，＋表示 P＜0.1，ns 表示不显著。

由表 11—16 可以看出，社区/农村公共服务包括三个项目，分别是健康档案服务、健康教育服务、公共体育设施服务。检验结果显示，存在区域差异。西南地区对这三项健康公共服务项目知晓度较低，西南地区未知比例分别为 74.8%、76.4%、58.6%，明显高出西北地区和东部地区。东部地区和西北地区的知晓度相差不多，其健康档案服务和健康教育服务知晓比例稍低于 44% 左右，公共体育设施服务知晓度在 54%左右。

妇老幼保健服务包括三个项目，分别是儿童和孕产妇保健服务、老年人保健服务、免费孕检服务。检验结果显示，存在区域差异。西南地区的知晓度整体偏低，妇幼保健服务知晓比例为 23.8%，老年人保健服务知晓比例为 34.4%。东部地区的知晓度较高，妇幼保健服务知晓比例为 43.6%，老年人保健服务知晓比例为 48.3%。东部地区(51.1%)免费孕检服务知晓最高，西南地区(26.7%)对免费孕检服务的知晓比例最低。

卫生食品管理包括三项公共服务内容，分别是：卫生监督服务、食品安全管理服务、药品安全管理服务。检验结果显示，存在区域差异。东部地区卫生监督协管服务(55.7%)和食品安全管理知晓比例(55.7%)最高，西南地区的卫生监督协管(35.0%)知晓比例最低。西北地区药品安全管理(50.1%)知晓比例最高，西南地区药品安全管理(35.7%)知晓比例最低。

由表 11—17 可以看出，社区/农村公共服务包括健康档案服务、健康教育服务、公共体育设施服务。检验结果显示，不存在区域差异。东部地区对健康档案服务(44.4%)和健康教育服务(48.2%)的满意比例最高。西南地区健康教育服务(29.2%)满意比例最低。西北地区(41.6%)和东部地区(43.5%)对公共体育设施的满意比例较高，西南地区(22.1%)对公共体育设施的满意比例与其它两个地区相差较多。

妇老幼保健服务包括三项基本公共服务，分别是：儿童和孕产妇保健服务、老年人保健服务、免费孕检服务。检验结果显示，儿童与孕产妇保健服务存在省际差异，但老年人保健服务不存在省际差异。西北地区的儿童与孕产妇保健(44.3%)服务满意比例最高。东部地区和西南地区的满意比例接近，不过西南地区(2.5%)不满意儿童与孕产妇保健服务的比例最低。东部地区满意老年人保健服务(45.2%)的比例最高，西南地区老年人保健服务满意(37.5%)比例最低。三个地区不满意老年人保健服务的比例相近，在 8%—9%之间。免费孕检服务检验结果不显著。西南地区免费孕检服务(27.2%)与东部地区和西北地区相比，满意比例较低。

表 11－17　14 省区市公共服务满意值及范围比例(%)

	总体	西北	东部	西南	LR/T 检验
健康档案服务	**(818)**	**(666)**	**(86)**	**(66)**	ns
满意	40.0	39.2	44.4	36.3	
基本满意	56.3	56.4	53.2	59.2	
不满意	3.8	5.4	2.4	5.5	
健康教育服务	**(822)**	**(666)**	**(88)**	**(68)**	ns
满意	38.6	38.3	48.2	29.2	
基本满意	55.8	56.1	45.1	66.3	
不满意	5.6	6.6	7.7	5.5	
公共体育设施服务	**(779)**	**(622)**	**(88)**	**(69)**	**
满意	35.7	41.6	43.5	22.1	
基本满意	55.2	49.2	50.2	66.2	
不满意	9.1	10.2	8.3	12.7	
儿童与孕产妇保健服务	**(780)**	**(634)**	**(86)**	**(60)**	*
满意	36.0	44.3	31.5	32.3	
基本满意	60.5	50.2	64.1	67.2	
不满意	3.5	6.5	5.4	2.5	
老年人保健服务	**(771)**	**(622)**	**(86)**	**(63)**	ns
满意	41.1	40.7	45.2	37.5	
基本满意	51.0	51.2	46.7	55.2	
不满意	7.8	9.1	8.1	8.3	
免费孕检服务	**(728)**	**(636)**	**(62)**	**(30)**	＋
满意	38.4	45.4	42.7	27.2	
基本满意	56.3	50.2	51.2	67.6	
不满意	5.2	5.5	7.1	6.2	
卫生监督协管服务	**(886)**	**(800)**	**(56)**	**(30)**	ns
满意	35.1	33.7	44.5	27.1	
基本满意	54.3	53.2	47.2	62.4	
不满意	10.6	14.1	9.3	11.5	
食品安全管理	**(899)**	**(800)**	**(66)**	**(33)**	ns
满意	36.5	36.5	39.8	33.2	
基本满意	52.3	49.3	49.2	58.5	
不满意	11.2	15.2	12.0	10.3	
药品安全管理	**(892)**	**(800)**	**(60)**	**(32)**	＋
满意	37.1	38.1	38.1	35.2	
基本满意	55.5	52.1	54.9	59.6	
不满意	7.3	10.8	8.0	5.2	

注：*** 表示 P＜0.0001，** 表示 P＜0.01，* 表示 P＜0.05，＋表示 P＜0.1，ns 表示不显著。

表 11—18　14 省区市公共服务需求度值及范围比例(%)

	总体	西北	东部	西南	LR/T 检验
健康档案服务	**(870)**	**(711)**	**(89)**	**(70)**	ns
很需要	70.5	70.1	71.1	71.1	
一般	27.4	27.6	25.5	27.4	
不需要	2.1	2.3	4.4	1.5	
健康教育服务	**(1524)**	**(733)**	**(706)**	**(85)**	ns
很需要	68.3	71.3	67.2	68.2	
一般	30.4	28.2	27.5	31.5	
不需要	1.3	0.5	6.3	1.3	
公共体育设施服务	**(948)**	**(728)**	**(107)**	**(113)**	+
很需要	66.2	66.3	69.1	63.5	
一般	29.1	29.9	24.5	31.1	
不需要	4.7	3.8	7.4	6.4	
儿童和孕产妇保健服务	**(715)**	**(535)**	**(90)**	**(90)**	*
很需要	63.0	71.7	57.2	62.2	
一般	31.5	24.7	33.6	33.5	
不需要	5.6	3.6	10.2	5.3	
老年人保健服务	**(731)**	**(559)**	**(84)**	**(88)**	ns
很需要	73.7	75.2	74.6	73.5	
一般	26.2	23.0	25.2	27.5	
不需要	0.1	1.8	1.2	0.0	
免费孕检服务	**(693)**	**(520)**	**(102)**	**(71)**	ns
很需要	65.3	76.4	62.5	61.1	
一般	25.6	20.0	22.2	31.5	
不需要	9.1	3.6	17.3	8.4	
卫生监督协管	**(1044)**	**(841)**	**(110)**	**(93)**	ns
很需要	73.8	75.3	75.2	72.5	
一般	23.7	22.3	21.5	25.3	
不需要	2.5	2.4	5.3	3.2	
食品安全管理	**(1040)**	**(829)**	**(108)**	**(103)**	ns
很需要	76.1	77.9	75.1	77.5	
一般	21.9	19.5	21.1	23.5	
不需要	2.0	2.6	4.8	0.0	
药品安全管理	**(1019)**	**(839)**	**(90)**	**(90)**	***
很需要	75.5	77.5	76.3	71.5	
一般	23.6	21.1	19.3	28.2	
不需要	0.9	1.4	6.4	1.3	

注：*** 表示 $P<0.0001$，** 表示 $P<0.01$，* 表示 $P<0.05$，+表示 $P<0.1$，ns 表示不显著。

卫生食品管理共包括三项公共服务，分别是：卫生监督协管服务、食品安全管理、药品安全管理。检验结果显示，药品安全管理在0.1水平下显著，卫生监督协管服务和食品安全管理服务不显著。西南地区卫生监督协管服务(27.1%)满意比例最低，东部地区卫生监督协管服务(44.5%)满意比例最高。西北地区不满意卫生监督协管服务(14.1%)比例最高。三个地区食品安全管理满意比例相差不多，东部地区相对稍高些，满意比例为39.8%，西北地区食品安全管理(15.2%)不满意比例相对较高。西北地区不满意药品安全管理服务(10.8%)的比例最高。西南地区不满意药品安全管理服务(5.2%)的比例最低。

由表11—18可以看出，社区/农村公共服务需求度包括社区/农村三项公共服务，分别是：社区/农村给居民建立健康档案服务、社区/农村健康教育服务、社区/农村公共体育设施服务。检验结果显示，健康档案服务和社区/村健康教育服务不存在显著差异。三个地区的健康档案服务需要比例相差不多，西北地区健康档案服务(70.1%)需要比例最低。东部地区不需要健康档案(4.4%)比例最高。三个地区的健康教育服务比例相差不多，在67%—69%之间，但东部地区的不需要健康教育服务(6.3%)比例最高。东部地区公共体育设施服务(69.1%)的需求比例最高。西北地区不需要体育设施服务(3.8%)的比例最低。

妇老幼保健服务包括三项基本公共服务：儿童和孕产妇保健服务、老年人保健服务、免费孕检服务。检验结果显示，儿童和孕产妇保健服务在0.05水平下显著，老年人保健服务和免费孕检服务不显著。东部地区很需要儿童和孕产妇保健服务(57.2%)的比例相对较低。三个区域老年人保健服务需求比例差距不大，不需要老年人保健服务的比例差距也不大，西南地区不需要老年人保健服务(0.0%)比例最小。免费孕检服务整体需求度较高，西北地区(76.4%)免费孕检服务需求比例最高，东部地区(17.3%)不需要比例该项服务的比例最大。

卫生食品管理包括三项公共服务，分别是卫生监督协管(食品、饮水、公共场所等)服务、食品安全管理、药品安全管理。检验结果显示，卫生监督协管和食品安全管理均不显著，药品安全管理显著。东部地区很需要卫生监督协管服务(75.2%)和药品安全管理服务(76.3%)的需求比例稍微高些，西南地区很需要食品安全管理(77.5%)服务的比例最高。

11.4　健康环境

11.4.1　健康环境满意度

本节通过询问“您对本地的健康环境（水\空气等）是否满意？”来调查受访者对环境的满意情况，并做进一步分析。

表 11—19　西北 5 省区健康环境满意度值及范围比例（%）

	总体	陕西	甘肃	宁夏	青海	新疆	LR/T 检验
健康环境（水\空气等）	**(1530)**	**(752)**	**(125)**	**(126)**	**(115)**	**(412)**	*
很满意	26.1	28.3	18.2	19.6	38.4	25.3	
一般	61.3	59.2	67.1	68.2	54.2	60.2	
很不满意	13.6	13.5	14.7	13.2	8.4	15.5	

注：*** 表示 P＜0.0001，** 表示 P＜0.01，* 表示 P＜0.05，＋表示 P＜0.1，ns 表示不显著。

由表 11—19 可以看出，健康环境满意度的调查内容具体指被受访居民对自己身边的空气质量、水质量的满意程度。检验结果显示，存在省际差异。青海地区很满意健康环境的比例（38.4%）最高，很不满意（8.4%）的比例在 5 省区中最低，所以青海对健康环境的满意度最高。甘肃和宁夏的满意度比较低，与其它省份差距较大。

表 11—20　14 省区市健康环境满意度值及范围比例（%）

	总体	西北	东部	西南	LR/T 检验
健康环境（水\空气等）满意度	**(1976)**	**(1530)**	**(190)**	**(256)**	***
很满意	35.6	26.1	37.2	43.4	
一般	56.7	61.3	56.5	52.3	
很不满意	7.7	13.6	7.3	5.3	

注：*** 表示 P＜0.0001，** 表示 P＜0.01，* 表示 P＜0.05，＋表示 P＜0.1，ns 表示不显著。

由表 11—20 可以看出，西南地区很满意生活环境（43.4%）比例最高，对生活环境（5.3%）不满意比例最低，所以西南地区对生活环境的满意度最高。西北地区对生活环境（26.1%）的满意比例最低，且不满意生活环境（13.6%）的比例最高，所以西北地区生活环境的满意度最低。

11.4.2　健康环境服务

本节通过询问受访者对政府生态环境服务的知晓度、满意度、需求度情况，并做出省际分析和区域分析。

表 11－21 西北 5 省区政府生态环境保护服务值及范围比例

	总体	陕西	甘肃	宁夏	青海	新疆	LR/T 检验
知晓度	**(1404)**	**(624)**	**(128)**	**(129)**	**(120)**	**(403)**	＋
未知	50.4	51.7	45.2	40.9	42.9	55.2	
知晓	50.6	49.3	55.8	60.1	58.1	45.8	
满意度	**(730)**	**(330)**	**(60)**	**(70)**	**(70)**	**(200)**	***
满意	35.2	44.2	20.2	28.1	33.3	27.7	
基本满意	49.3	44.5	52.5	53.3	51.4	55.2	
不满意	16.5	13.3	28.3	19.6	16.3	18.1	
需求度	**(812)**	**(382)**	**(79)**	**(81)**	**(70)**	**(200)**	*
很需要	75.2	70.5	82.4	79.1	76.3	79.1	
一般	22.2	27.5	16.5	20.4	16.6	19.5	
不需要	3.6	3.0	1.1	1.5	7.1	2.4	

注：*** 表示 P＜0.0001，** 表示 P＜0.01，* 表示 P＜0.05，＋表示 P＜0.1，ns 表示不显著。

表 11－21 显示，受访居民对该项服务的知晓度整体不高，省际差异不太明显，宁夏(60.1％)和青海(58.1％)的知晓比例相对较高，新疆(45.8％)和陕西(49.3％)的知晓比例较低。大部分省份该项服务的满意度较低，省际差异明显，只有陕西(44.2％)的满意比例相对稍高，甘肃(20.2％)的满意比例最低，且不满意的比例(28.3％)最高。可见，甘肃政府生态环境服务水平最低。该项服务的需求度较高，很需要的比例都超过了 70％，不需要的比例最多不超过 8％。其中，甘肃(82.4％)很需要生态环境保护服务的比例最高。

表 11－22 14 省区市政府生态环境保护服务值及范围比例

	总体	西北	东部	西南	LR/T 检验
知晓度	**(1852)**	**(1404)**	**(190)**	**(258)**	*
未知	51.2	50.4	45.3	57.8	
知晓	48.8	50.6	55.7	43.2	
满意度	**(938)**	**(730)**	**(108)**	**(100)**	＋
满意	35.9	35.2	41.3	31.1	
基本满意	15.1	49.3	47.7	53.2	
不满意	49.1	16.5	12.0	16.7	
需求度	**(1034)**	**(812)**	**(112)**	**(110)**	ns
很需要	76.0	75.2	73.5	79.4	
一般	3.1	22.2	24.2	19.1	
不需要	20.8	3.6	3.3	2.5	

注：*** 表示 P＜0.0001，** 表示 P＜0.01，* 表示 P＜0.05，＋表示 P＜0.1，ns 表示不显著。

表11－22显示，受访居民对该项服务的知晓度整体不高，西南地区(43.2%)该项服务的知晓比例为最低，东部地区(55.7%)的知晓比例最高。该项服务的满意度区域差异不明显，东部地区(41.3%)的满意比例最高，西南地区(31.1%)的满意比例最低，西北地区(16.5%)和西南地区(16.7%)的不满意比例基本持平，大部分人持基本满意的态度。该项服务的需求度差异未通过检验，三个区域很需要的比例最高，在70%～80%之间，西南地区(79.4%)很需要的比例最高，三个地区不需要该项服务的比例最低，均不超过4%。

11.5　本章小结

本章内容主要研究受访居民的政策服务的知晓度，医疗服务和健康环境满意度，以及9项基本公共服务的知晓度、满意度、需求度。分别从西北5省区内部，西北、西南和东部3个区域来比较。

1. 重点政策服务

从省际层面看，甘肃对丝绸之路经济带知晓度和全民健身计划的知晓度最低，新疆全民健身计划知晓度为知道并了解比例最高，不知道的比例最低。甘肃对健康中国“2030”规划知晓度最低。从区域层面看，大部分人对丝绸之路经济带知道但不了解，3个地区对丝绸之路经济带的知晓度相差不多，西北地区对丝绸之路知道并了解的比例最高。西南地区对全民健身计划和健康中国“2030”的知晓程度最低。

2. 医疗卫生服务

医疗机构服务方面，大部分人对医疗机构各方面服务的满意度都保持基本满意的态度，宁夏对医疗环境不满意比例相对其它省份差距较大。区域层面的医疗机构满意度差异不显著，依旧是基本满意占最大比例，医疗机构三项服务中医疗环境不满意比例最高，服务水平不满意比例最低。

医疗政策服务方面，医疗保险服务省际差异不明显，大部分人保持基本满意的态度，宁夏医疗保险服务满意比例最低，新疆不满意医疗保险服务比例最高。宁夏没听过医疗救助服务的比例最高。

疾病管理服务方面，除传染病防治外，其余疾病管理服务知晓度均较低，满意度均保持基本满意的态度，且对疾病管理表现出较高的需求。

3. 基本公共服务

关于知晓度，从省际层面看，大部分基本公共服务项目存在省际差异，甘肃基本公共服务项目知晓度最差，超过一半公共服务项目的知晓比例为最低，其次是陕西和新疆。从区域层面看，这 9 项基本公共服务知晓程度，西南地区的知晓比例均为最低，且与西北地区、东部地区差距较大。

关于满意度，从省际层面看，甘肃有超过一半的基本公共服务项目满意度最低，新疆的公共体育设施服务满意比例最低，且与其余 4 省区差距较大，青海药品安全管理服务满意的比例最低。从区域层面看，大部分公共服务不存在区域差异，基本满意比例最高，不满意比例最低，各地区的公共服务满意程度相差不大。

关于需求度，每项公共服务都表现出较高的需求。从省际层面看，甘肃健康档案服务、健康教育服务、健康档案服务需求比例最高，新疆对食品管理方面服务的需求比例最高。从区域层面看，大部分公共服务不存在省际差异，需求比例最高，不需要比例最低，各地区的公共服务需求度比例相差不大。

4. 健康环境

从省际层面看，青海健康环境满意比例最高，甘肃和宁夏健康环境满意比例较低，与其它省份差异较大。从区域层面看，西南地区健康环境的满意比例最高，西北地区生活环境的满意比例最低，且健康环境不满意比例最高。

西北 5 省区政府生态环境保护服务知晓比例在一半左右，宁夏在西北 5 省区中知晓比例较高，西南地区知晓比例最低。大部分人对该项服务保持基本满意的态度，甘肃不满意的比例在西北 5 省区中最高，东部地区满意比例最高。各省都表现出较大的需求，区域需求存在显著的差异。

国际比较

第 12 章
国际比较分析设计

12.1　基本思路与框架

本部分重点分析丝绸之路经济带主要陆上国家的公共健康服务供给和公众健康需求水平。主要利用相关文献资料和数据，从经济发展、社会发展、医疗卫生资源、生态环境和人口健康等五个方面分析沿线国家公共服务的供求现状，并针对沿线国家人口的健康需求分析供需均衡状态，最后进行总结和政策建议。本部分的研究框架如下：

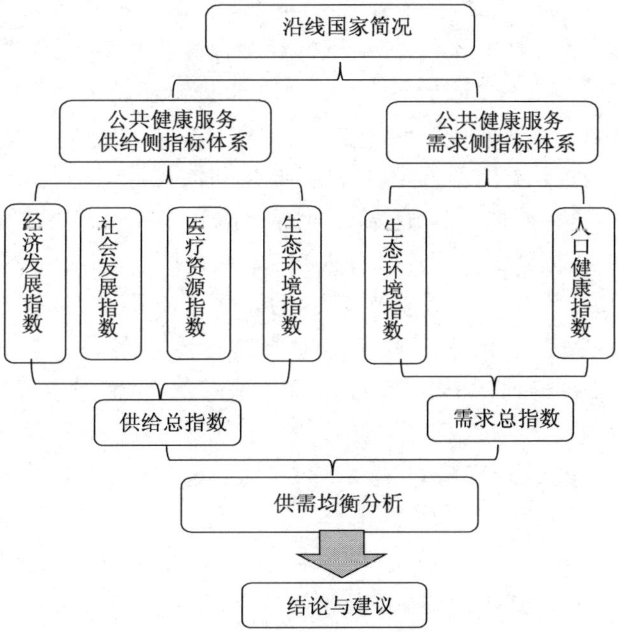

图 12—1　公共健康服务供需研究框架图

12.2　丝绸之路沿线国家简况

主要从沿线国家的福利水平、经济社会发展状况、对丝绸之路经济带响应几个方面考虑，分为欧洲国家和亚洲国家，共计16个国家。其中，欧洲国家包括德国、法国、意大利、瑞士、瑞典、希腊、俄罗斯等7个国家，亚洲国家包括哈萨克斯坦、塔吉克斯坦、吉尔吉斯斯坦、土库曼斯坦、乌兹别克斯坦、以色列、沙特、土耳其及中国等9个国家。本章主要介绍沿线国家的基本情况。

12.2.1　欧洲国家简况

欧洲国家无论是经济还是社会发展水平均领先于其他各大洲，城市人口约占全洲人口的64%，在各洲中次于大洋洲和北美洲，居第三位。在选取的欧洲沿线国家中，北欧国家是瑞典，南欧国家是意大利和希腊，中欧国家是德国和瑞士，西欧国家是法国，东欧国家是俄罗斯。各国具体情况如下：

德国：是位于中欧的联邦议会共和制国家，由16个联邦州组成，首都为柏林，领土面积35.7万平方公里，人口约8220万人。德国是欧洲最大经济体，全球国内生产总值第四大国(国际汇率)，以及国内生产总值第五大国(购买力平价)，是一个高度发达的资本主义国家。德国拥有世界历史最悠久的全民医疗保险体系，始于1883年俾斯麦的社会保障法，其社会保障制度完善，国民具有极高的生活水平。中国领导人2013年提出丝绸之路倡议后，德国政府在欧洲国家中率先积极回应。

法国：是一个本土位于西欧的半总统共和制国家，海外领土包括南美洲和南太平洋的一些地区。法国为欧洲国土面积第三大、西欧面积最大的国家。法国全国共划为22个大区，总人口6600万(2014年1月1日)，其中法国本土6390万。法国是一个高度发达的资本主义国家，欧洲四大经济体之一，国民拥有较高的生活水平和良好的社会保障制度，法国是高福利国家。社会保险制度始建于1945年，现已发展得较为完善，资金主要来源于雇员和雇主交纳的社会分摊额以及对工资外收入征收的普通社会税金，保障范围涵盖退休金、养老金、医疗保险费、家庭津贴、待业金、残疾人补助等方面。

瑞士：位于欧洲中南部，全国由26个州组成(其中6个州为半州)。截至2017年，瑞士全国人口为839万人。瑞士是一个高度发达的资本主义国家，其人均GDP一直居世界前列，也是世界上最为稳定的经济体之一。瑞士有全球发达的公共医疗保健系统，拥有高水平的医疗专家以及采用最先进医疗技术的诊所和医疗机构。瑞士公共卫生系统主要分两部分：一部分是联邦政府和州政府的卫生部门，另一部分是各类医疗机构。

意大利：主要由南欧的亚平宁半岛及两个位于地中海中的岛屿西西里岛与萨丁岛所组成。意大利划分为 20 个一级行政区——大区(Regione)，共 110 个省，人口 6080 万。意大利是一个高度发达的资本主义国家，欧洲四大经济体之一，也是欧盟和北约的创始会员国，意大利卫生体系是有一定代表性的“德意”模式。意大利的整个卫生体系是基于 833 法案(国民医疗服务制度)、502 法案(国民医疗服务制度改革)等相关法律构架而逐步建立和调整、完善的，且医疗卫生服务方面有相当内容由行业协会进行管理、指导。

俄罗斯：位于欧亚大陆北部，地跨欧亚两大洲，是由 22 个自治共和国、46 个州、9 个边疆区、4 个自治区、1 个自治州、3 个联邦直辖市组成的联邦共和立宪制国家。俄罗斯国土面积为 1707.54 万平方公里，是世界上面积最大的国家，总人口 1.46 亿(截至 2017 年)，共有民族 194 个，其中俄罗斯族占 77.7%。俄罗斯于上世纪 90 年代初建立了法定医疗保险与预算拨款相结合的免费医疗制度。2013 年以来，俄罗斯政府努力提高公立医院人员待遇，以填平医药分离的利益差距。

希腊：地处欧洲东南角、巴尔干半岛的南端的共和制国家，希腊是一个发达的资本主义国家，是欧盟和北约的成员国，是巴尔干地区最大的经济体。截至 2017 年，希腊全国分为 13 个大区、52 个州，希腊全国总人口为 1079 万人。希腊属欧盟经济欠发达国家之一，经济基础较薄弱，工业制造业较落后。希腊有健全的医疗保障体系，人的平均寿命为 80.3 岁，超过了世界经济合作与发展组织的平均年龄 79.5 岁，处于世界前列。

瑞典：位于北欧斯堪的纳维亚半岛东半部。截至 2017 年，瑞典拥有 21 个省和 290 个市，瑞典全国总人口为 1000 万人。瑞典是一个高度发达的资本主义国家，欧盟成员国之一，被视为具有社会自由主义倾向以及极力追求平等的国家，设立许多社会福利制度，且在联合国开发计划署的人类发展指数中通常名列前茅，社会保障制度完善，医疗卫生体系发达，老龄化较严重。

12.2.2　亚洲国家简况

亚洲国家大多是发展中国家，人口较多，各国经济和社会都有一定的发展。在选取的 9 个沿线国家中，中亚国家 5 个，包括哈萨克斯坦、吉尔吉斯斯坦、塔吉克斯坦、乌兹别克斯坦和土库曼斯坦；西亚国家 3 个，包括土耳其、沙特和以色列；东亚国家为中国。各国具体情况如下：

哈萨克斯坦:位于中亚的内陆国家,是世界上最大的内陆国。全国设14个州、2个直辖市(首都阿斯塔纳和原首都阿拉木图),人口1792.6万(截至2017年1月)。近年来,哈萨克斯坦加强了与俄罗斯等独联体各国的经济、政治、军事等方面的一体化,习近平出访哈萨克斯坦时提出建设连接中国和欧亚地区的区域合作构想"丝绸之路经济带",该国是丝绸之路沿线重点发展国家。

吉尔吉斯斯坦:位于中亚东北部,全国划分为7个州和2个直辖市(首都比什凯克和奥什市),全国人口678万。苏联解体后,吉尔吉斯斯坦医疗体系基本沿袭了前苏联模式。因经济发展较慢,财政紧张,国有医院医疗设施已严重老化,继续进行改造更新。2015年9月,中哈共同签署了《中华人民共和国政府与吉尔吉斯共和国政府关于两国毗邻地区合作规划纲要(2015—2020年)》。2015年12月16日,中石油与吉尔吉斯斯坦签署了《吉尔吉斯政府与中吉天然气管道公司的投资协议》。

塔吉克斯坦:位于中亚东南部,全国共分为3个州(省)、1个区、一个直辖市,总人口870万人(截至2016年12月)。塔吉克斯坦没有医疗保险制度体系,看病要支付少量现金,除少数援助药品由医院和医疗机构无偿发放外,药品一律需要到药店自购。塔吉克斯坦卫生部已制定《塔吉克公民资源医疗保险法》草案。据世界卫生组织统计,2011年塔吉克斯坦全国医疗卫生总支出占GDP的5.8%,按照购买力平价计算,人均医疗健康支出120美元。2015年,塔吉克斯坦外交部长阿斯洛夫在"塔吉克斯坦与中国:战略合作共同发展"的演讲上表示,塔吉克斯坦全力支持中国提出的丝绸之路倡议。

乌兹别克斯坦:位于中亚腹地,是双内陆国(自身无出海口,5个邻国也均是内陆国)。全国分为1个自治共和国(卡拉卡尔帕克斯坦自治共和国)、1个直辖市(塔什干)和12个州,全国总人口约3212万(截至2017年1月)。乌兹别克斯坦是著名的"丝绸之路"古国,历史上与中国通过"丝绸之路"有着悠久的联系。乌兹别克斯坦自然资源丰富,是独联体中经济实力较强的国家,经济实力次于俄罗斯,乌克兰,哈萨克斯坦。据世界卫生组织统计,2014年乌兹别克斯坦全国医疗卫生总支出占GDP的6.9%,按照购买力平价计算,人均医疗健康支出185美元。

土库曼斯坦:位于中亚西南部,为内陆国家。除首都阿什哈巴德为直辖市外,全国划分为5个州(省),16个市,46个区。全国总人口约700万(2015年1月)。土库曼斯坦经济结构单一,主要出口产品有:天然气、石油制品、皮棉;主要进口产品有:粮食、肉类、轻工业品。其中油气是该国支柱产业,石油和天然气远景储量分别为 120 亿吨和 24 万亿立方米，天然气储量位居世界第三位。据世界卫生组织统计，2014 年土库曼斯坦全国医疗卫生总支出占 GDP 的 2.1%，按照购买力平价计算，人均医疗健康支出 320 美元。

土耳其：土耳其地跨亚、欧两大洲，全国共分为 81 省、约 600 个县，总人口约 7981 万。土耳其是北约成员国，又为经济合作与发展组织创始会员国及二十国集团的成员。拥有雄厚的工业基础，为世界新兴经济体之一，亦是全球发展最快的国家之一，医疗卫生条件较好，各个城市均有健全的医院、诊所和急救设施，治疗方式以西医为主。据世界卫生组织统计 2011 年土耳其全国医疗卫生总支出占 GDP 的 6.1%，按照购买力平价计算，人均医疗健康支出 1047 美元。2006—2012 年间，平均每万人拥有医院床位 25 张。2015 年，习近平总书记访问土耳其期间，两国签署了共推丝绸之路建设谅解备忘录，以及基础设施、进出口检验检疫等领域合作协议。

沙特：沙特位于亚洲西南部的阿拉伯半岛，东濒波斯湾，西临红海。全国分为 13 个地区（省），沙特人口 3152 万（2015 年）。石油工业是沙特经济的主要支柱，为世界最大石油输出国。沙特基础医疗系统完善，对本国公民实行免费医疗制度。外籍人士只能到私立医院就医，医疗费用昂贵。沙特政府规定企业雇用外籍员工须为雇员交纳医疗保险。2016 年，中沙双方签署了《中华人民共和国政府与沙特阿拉伯王国政府关于共同推进丝绸之路经济带和 21 世纪海上丝绸之路以及开展产能合作的谅解备忘录》等双边合作文件。

以色列：位于西亚黎凡特地区的国家，地处地中海东南沿岸。全国共有 75 个市，265 个地方委员会，53 个地区委员会。2016 年以色列总人口 850 万人，其中犹太人口共 637.7 万人，是世界上唯一以犹太人为主体民族的国家。以色列工业化程度较高，总体经济实力较强，是中东地区经济发展程度、商业自由程度、新闻自由程度和整体人类发展指数最高的国家。以色列的医疗保险是全民普及的，并且法律强制性地规定每个人必须加入一种医疗保险方案。所有市民不论贫富接受的医疗服务全部由政府出资。2015 年 5 月 28 日，以色列港口发展及资产公司与上海国际港务集团签署协议，正式授予上港集团以色列海法新港码头 25 年的特许经营权。

中国：位于亚洲东部，太平洋西岸，陆地面积约 960 万平方公里，大陆海岸线 1.8 万多千米，岛屿岸线 1.4 万多千米，内海和边海的水域面积约 470 多万平方千米。共有省级行政区划为 23 个省、5 个自治区、4 个直辖市、2 个特别行政区，是一个以汉族为主体民族，由 56 个民族构成的统一多民族国家，汉族占总人口的 91.51%。全国总人口为 1,370,536,875 人。同 14 国接壤，与 8 国海上相邻。中国是世界第二大经济体，世界第一贸易大国，世界第一大外汇储备国，世界第一大钢铁生产国和世界第一大农业国，世界第一大粮食总产量国以及世界上经济成长最快的国家之一。2013 年，中国国家主席习近平在哈萨克斯坦纳扎尔巴耶夫大学演讲时提出丝绸之路经济带。丝绸之路经济带地域辽阔，有丰富的自然资源、矿产资源、能源资源、土地资源和宝贵的旅游资源，被称为 21 世纪的战略能源和资源基地，但该区域交通不够便利，自然环境较差，经济发展水平与两端的经济圈存在巨大落差，整个区域存在“两边高，中间低”的现象。截至 2016 年底，丝绸之路经济带已经得到近 100 个国家的积极响应，并与部分国家已经签订了合作协议，中国成立了丝路基金助推丝绸之路经济带共享发展。

第 13 章 丝绸之路沿线国家公共健康供给

近年来，根据国内学术界对部分发达国家或地区公共服务模式的研究，把公共服务供给划分为三种类型：第一类是公共服务倾向于向私人部门购买，第二类是强化非营利组织在公共服务提供中的重要地位，第三类强调政府在公共服务提供中的主体地位。就沿线国家公共服务供给模式来看，主要强调政府和非盈利组织的公共职能。欧洲国家的医疗保险制度与亚洲国家相比，有制度完善、统筹范围广、缴费机制完善和保障水平高等特点。当然，随着近年来各国经济的快速发展，沿线亚洲国家的供给水平有了大幅提升，人口健康状况有了较大改善。本节主要是通过沿线国家公共服务供给指标比较供给差异，为中国提升供给水平提供支撑。

13.1 指标选取

公共服务供给与各国经济社会发展水平密切相关，如在高收入国家，政府提供的公共服务资源相对丰富；在中低收入国家，政府提供的公共服务资源与高收入国家相比相对有限。对于普通公民健康而言，公共服务中医疗服务是最基本、直接的公共需求，在国民经济和社会发展中具有独特的地位。所以，在分析沿线国家公共服务医疗供给时，指标选取了经济发展、社会发展、生态环境和医疗资源等四类指标。如表 13—1 所示。

表 13－1 丝绸之路经济带沿线国家公共服务健康供给评价指标体系

<table>
<tr><th>一级指标</th><th>二级指标</th><th colspan="2">三级指标</th><th>单位</th></tr>
<tr><td rowspan="12">公共健康服务供给指标</td><td rowspan="3">经济发展指标</td><td colspan="2">人均 GDP</td><td>元</td></tr>
<tr><td colspan="2">GDP 增长率</td><td>%</td></tr>
<tr><td colspan="2">失业率</td><td>%</td></tr>
<tr><td rowspan="4">社会发展指标</td><td colspan="2">城镇化率</td><td>%</td></tr>
<tr><td rowspan="3">人文发展指数 HDI</td><td>出生时预期寿命</td><td>岁</td></tr>
<tr><td>平均受教育年限</td><td>年</td></tr>
<tr><td>预期受教育年限</td><td>年</td></tr>
<tr><td rowspan="3">生态环境指标</td><td colspan="2">森林覆盖率</td><td>%</td></tr>
<tr><td colspan="2">PM2.5 浓度</td><td>微克/立方米</td></tr>
<tr><td colspan="2">人均能量供给</td><td>千兆焦耳</td></tr>
<tr><td rowspan="3">医疗健康资源指标</td><td colspan="2">医疗卫生支出占 GDP 比重</td><td>%</td></tr>
<tr><td colspan="2">拥有卫生机构人员数</td><td>人/10 万</td></tr>
<tr><td colspan="2">医疗卫生机构床位数</td><td>张/10 万</td></tr>
</table>

13.2 指标解释

为了使被选取指标客观反映沿线国家经济、社会、生态环境、医疗卫生资源状况，需要先对供给指标进行解释。

13.2.1 经济发展指标

经济发展指标主要包括人均 GDP、GDP 增长率和失业率三个指标。其中，人均 GDP 主要用来衡量各国民众的生活水平，GDP 增长率衡量经济增长规模和经济增长效率，失业率衡量限制劳动的生产效率。

人均 GDP 是最重要的宏观经济指标之一，是了解和把握一个国家或地区的宏观经济运行状况的有效工具。将一个国家核算期内（通常是一年）实现的国内生产总值与这个国家的常住人口（或户籍人口）相比进行计算，得到人均国内生产总值。

人均国内生产总值＝总产出（即 GDP 总额，社会产品和服务的产出总额）/总人口

GDP 增长率是指 GDP 的年度增长率，需用按可比价格计算的国内生产总值来计算。

GDP 增长率＝（本期 GDP －上期 GDP/上期 GDP）×100%

失业率是指一定时期满足全部就业条件的就业人口中仍未有工作的劳动力数字，旨在衡量闲置中的劳动产能，是反映一个国家或地区失业状况的主要指标。

失业率＝失业人数/(在业人数＋失业人数)×100％

13.2.2　社会发展指标

根据沿线国家的地理位置、人口结构和社会发展水平，主要选取了人文发展指数、城镇化率两个综合指标，而人文发展指数又包含三个指标，以此作为社会发展水平特征，研究对沿线国家人口总体健康的影响。

城镇化率是衡量一个国家和一个地区社会经济发展水平的重要标志，通常以城镇常住人口占该地区常住总人口的比重来衡量。

城镇化率＝城镇常住人口数/地区常住人口×100％

人文发展指数(HDI)是由联合国开发计划署在《1990 年人文发展报告》中提出的，用以衡量联合国各成员国经济社会发展水平的指标。以"预期寿命、教育水平和生活质量"三项基础变量，按照一定的计算方法得出的综合指标，通常使用它来衡量各个国家人类发展水平。

13.2.3　生态环境指标

随着全球化和工业化进程的加快，环境问题已经成为影响人类健康发展的重要因素。所以，生态环境与人类健康息息相关，根据数据可得性原则等特征，选取了森林覆盖率、PM2.5 浓度、人均能量供给等三个指标。

森林覆盖率是一个国家或地区森林面积占土地面积的百分比。

森林覆盖率＝森林面积/土地总面积×100％

PM2.5 也称为细颗粒物又称细粒、细颗粒，指环境空气中空气动力学当量直径小于等于 2.5 微米的颗粒物。它能较长时间悬浮于空气中，其在空气中含量浓度越高，就代表空气污染越严重，对人的健康影响非常严重。

人均能量供给指一个国家当期能量供应总量与人口总数比值。

13.2.4　医疗资源指标

医疗健康资源是影响总体健康水平最直接的因素，现阶段各国医疗资源逐步将重心转向健康普及和资源的优化配置上。医疗资源指标主要由卫生总费用占 GDP 比重、每万人口卫生机构人员数、每万人口医疗卫生机构床位数组成。

卫生总费用占 GDP 比重指某年卫生总费用与同期国内生产总值(GDP)

之比，是用来反映一定时期国家对卫生事业的资金投入力度，以及政府和全社会对卫生事业、居民健康的重视程度。

卫生总费用占 GDP 比重＝卫生总费用/国内生产总值(GDP)×100%

每万人拥有卫生机构人员数指当年在医院、基层医疗卫生机构、专业公共卫生机构及其他医疗卫生机构工作的职工(包括卫生技术人员、乡村医生和卫生员、其他技术人员、管理人员和工勤人员)与全国人口数的比值。

每万人拥有卫生机构人员数＝卫生机构人员/人口数×10000

每万人拥有卫生机构床位数(张/万人)。医疗卫生机构床位数指医院、基层医疗卫生机构、专业公共卫生机构、其他医疗卫生机构床位数与当年人口数的比值。

每万人口医疗卫生机构床位＝医疗卫生机构床位数/人口数×10000

13.3 数据来源

丝绸之路经济带沿线国家供给侧四类指标数据，主要来源于商务部、外交部、国家统计局、《世界卫生统计年鉴 2016》、《2015 年国际统计年鉴》、《2016 年世界卫生统计年鉴》、《世界统计年鉴 2016》、世界卫生组织、世界健康组织和一带一路门户网。

13.4 供给描述

13.4.1 经济发展差异比较

经济发展对健康的作用既是基础性的，也是决定性的。经济越是发达，人口的健康水平就会在一定程度上提高；反之，经济越是落后，人口的健康水平也落后。通过对比经济指标有利于更加深刻了解中国的经济发展水平，分析沿线国家经济差异性，对于促进沿线国家经济合作与交流、促进综合竞争力提升和丝绸之路深入推进，特别是沿线国家人口健康交流合作有着重要意义。

1. 人均 GDP

陈先奎(2011)认为除资源国以外的绝大多数工业化国家，人均 GDP 比较客观地反映了一个国家社会发展水平和发展程度。2016 年 4 月，国际货币基金组织(IMF)发布了《世界经济展望》，数据显示 2015 年世界 GDP 总量为 77.3 万亿美元，总人口为 73.16 亿，人均 GDP 为 10138 美元。中国 GDP 为 10.98 万亿美元，占全球 GDP 总量的 15%，人口为 13.74 亿，占全球总人口的

18.8%,人均 GDP 为 7990 美元,在全球 191 个经济体中,中国人均 GDP 排名第 76 位,排名比 2014 年提高 7 位。如图 13－1 所示,瑞典人均 GDP 为 58855.6 美元,德国为 47966.2 美元,法国为 42650.8 美元,中国大陆人均 GDP 为 7990 美元,低于世界平均水平 20859.3 美元,仅高于吉尔吉斯坦、乌兹别克斯坦、土库曼斯坦和瑞士。可见,虽然中国经济规模世界第二,人均 GDP 水平却较低。当然,这与中国庞大的人口数量有着直接关系,也反映出人均 GDP 的高低与国家经济规模的大小关系并不大。

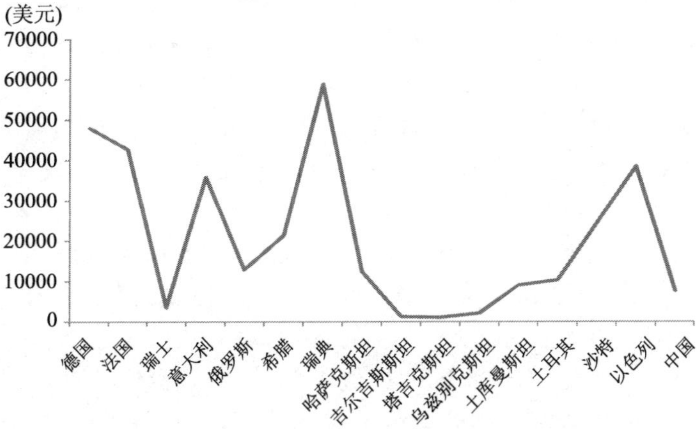

图 13－1　2015 年丝绸之路经济带沿线国家人均 GDP

数据来源:《世界统计年鉴 2016》

2. GDP 增长率

GDP 增长率是宏观经济指标从经济总量方面对经济运行状态进行表示,如图 13－2 所示,土库曼斯坦、乌兹别克斯坦、中国的 GDP 增长率在沿线国家中位列前三位,但沿线欧洲国家 GDP 增长率相对较低。除中国外,沿线国家

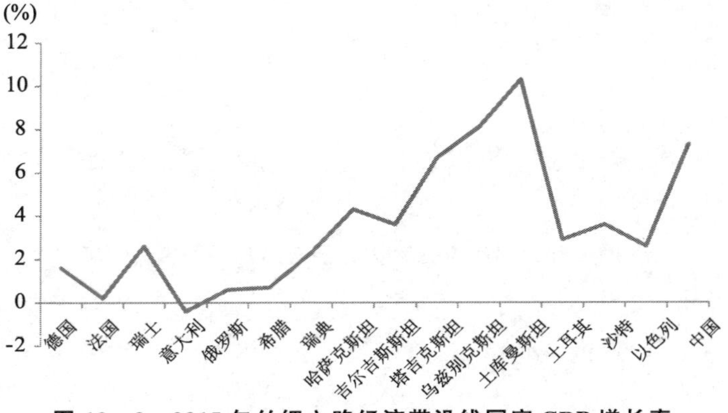

图 13－2　2015 年丝绸之路经济带沿线国家 GDP 增长率

GDP 增长率较高的国家经济规模相对较小。吕安明(2006)通过分析中国1990—1998 年人口增长率与 GDP 增长率,认为对于大多数比较发达和部分比较落后的地区,人口增长率和 GDP 增长率负相关;对于大多数中等发达地区和比较落后地区,人口增长率和 GDP 增长率正相关。虽然,有关 GDP 增长率与人口增长率关系的国际研究文献相对有限,但沿线国家人口对公共服务的供给却让人充满期待。

3. 失业率

2008 年金融危机以来,世界经济进入了新的经济大萧条时期.2015 年 8 月,欧元区和欧盟的失业率分别为 11.5%和 10.1%。其中西班牙、葡萄牙、希腊、爱尔兰等遭受危机最沉重打击的国家,平均失业率超过 20%,年轻人失业率最高甚至接近 50%。虽然各国统计失业率方面存在差异,但居高不下的失业率已经引起人民收入减少,甚至在有些国家或地区的人民还没有收入,不能够购买足够的食物获取营养,而引发健康问题。从图 13—3 来看,受金融危机和欧洲债务危机等方面的影响,瑞士和希腊的失业率最高,分别为 26.5%、26.1%,这与两国国内政治和经济环境相吻合。除此之外,德国、俄罗斯、哈萨克斯坦等国家的失业率也在 5%左右徘徊,没有突破 10%的国际失业率平均线(新华网,2015)。由于我国的失业率统计与国际统计存在着一定差异,我国主要统计的是城镇居民的城镇失业率水平,未包括农业人口的失业率,所以我国的失业率水平整体相对较低。

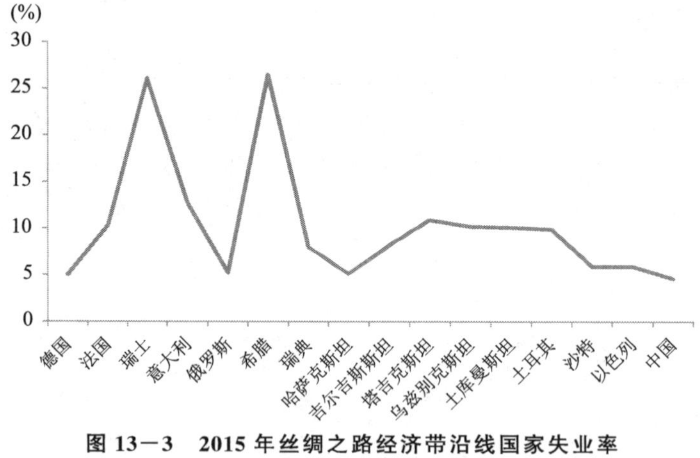

图 13—3 2015 年丝绸之路经济带沿线国家失业率

数据来源:《世界统计年鉴 2016》

13.4.2 社会发展差异比较

1984 年,世界卫生组织就在 A37 号文件中做出精辟的论述,认为健康不仅仅是经济社会发展的一个重要目标，而且越来越多的认为是经济社会发展的重要手段。所以，在比较沿线国家社会发展差异方面，主要选取了城镇化率、人文发展指数（HDI）两个指标进行，而人文发展指数又有着丰富的内涵。

1. 城镇化率

由于各国经济社会发展水平、区位特点、资源禀赋和环境基础不同，国际上城镇化的速度、特点与动力机制等存在显著差异。1988 年，美国经济学家钱纳里（Chenery）和塞尔昆（Syrquin）对于世界各国的人均国内生产总值和城市化水平进行统计分析，发现两者之间存在正相关关系，即人均国内生产总值越高，城市化水平也就越高。政府就会提升城镇化公共职能，提供更多的社会公共服务配套，比如增加医院、公园、运动场所、教育等资源，进而提升人民的健康福利。

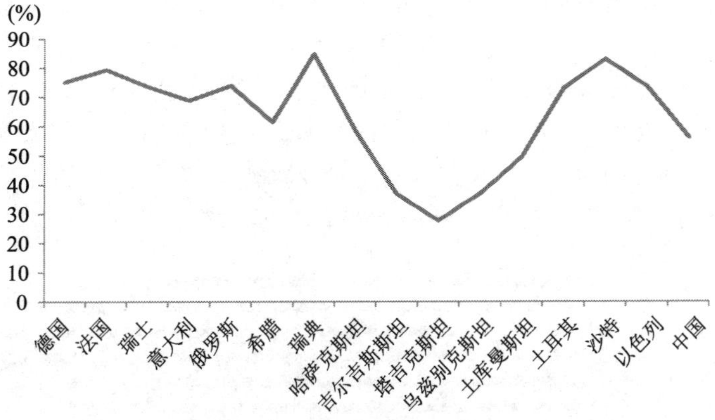

图 13－4　2010 年丝绸之路沿线沿线国家城镇化率

数据来源：世界银行 WDI 数据库

根据联合国发布的《世界城市化展望》，1900 年世界城市化率是 13%，1950 年为 29%，2005 年为 49%，2009 年达到 50.1%（其中，发达国家平均水平为 74.9%，欠发达国家平均水平为 44.6%），预计 2030 年将增长为 60%。目前，欧洲发达国家的城镇化率平均水平在 70%。中国 2013 年城镇化率达到 56.1%，超过世界平均水平 6 个百分点。高春亮（2013）通过回顾城镇化速度相关研究成果，运用多种方法预测城镇化率，认为 2011－2050 年中国城镇化增速趋缓，按三种预测方法平均计算，年均提高 0.793 个百分点，2020、2030、2040 和 2050 年城镇化率分别为 60.34%、68.38%、75.37% 和 81.63%。从图 13－4 反映的情况来看，2010 年，除中国、中亚五国外，其余国家城镇化率均已接近甚至超过 70%。中国的城镇化率与欧洲的平均水平差距约 13.3 个百分点，处于世界平均水平，高于中亚五国。

2. 人类发展指数(HDI)

1990年,联合国开发计划署(UNDP)首次发布《人文发展报告》,提出了人文发展指数(HDI)概念。HDI指数不仅从人口预期寿命、教育和收入3个维度来考量,还考虑了经济增长因素,以及教育、卫生等对社会发展的影响。特别是2010年后,联合国对HDI的指标体系做了进一步改进:用“25岁以上人口平均受教育年限”和“学龄儿童预期受教育年限”取代了之前的“成人识字率”和“毛入学率”来测算教育指数;用“人均GNI”代替“人均GDP”测算收入指数。

人类发展指数反映了一个国家及其社会的进步程度。按照人文发展指数标准,指数在0至1之间,指数越接近1,说明这个国家经济和社会发展程度越高。如图13—5所示,沿线国家人文发展指数中,除中国、乌兹别克斯坦、土库曼斯坦、吉尔吉斯斯坦、塔吉克斯坦外,其余国家均为超高人文发展国家,特别如瑞典、法国、德国、希腊等国家人文发展指数最高,与自身经济社会发展水平一致。可喜的是,2013年中国的人类发展指数从有统计以来,首次从中等人类发展指数,跨入高人类发展指数。但中国与瑞典的人文发展指数还相差甚远,其也反映出中国在人口预期寿命、受教育水平和经济收入方面综合来看与上述人文发展指数较高国家存在较大差异。

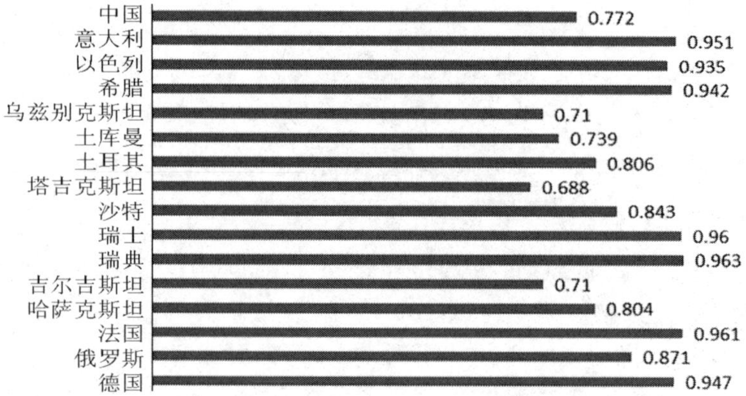

图13—5 2013年丝绸之路经济带沿线国家人文发展指数

数据来源:联合国开发计划署《2014年人文发展报告》《2015年国际统计年鉴》

联合国开发计划署在《2010人类发展报告》中采用人均国民总收入(GNI)取代GDP来评估。2003年,我国为了适应社会主义市场经济发展,以及中国加入世贸组织和国际货币基金组织数据通用公布系统(GDDS)的要求,在当年开始采用1993SNA的标准称谓,统计“术语”GNP改用GNI。正如图13—6所示,中国、吉尔吉斯斯坦、塔吉克斯坦、乌兹别克斯坦人均国民总收入要远低于其他沿线国家，其他沿线国家 GNI 是中国的 2 至 5 倍。特别是我国与瑞典、瑞士、沙特等国 GNI 差异较大，仅略高于中亚五国。

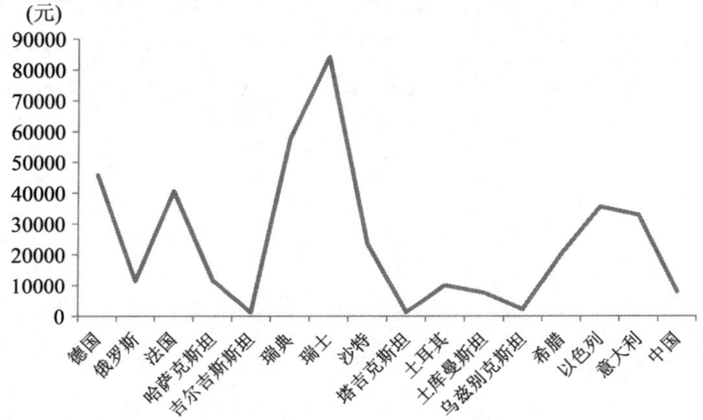

图 13－6　2013 年丝绸之路经济带沿线国家人口人均 GNI

数据来源：联合国开发计划署《2014 年人文发展报告》《2015 年国际统计年鉴》

13.4.3　生态环境差异比较

生态环境是人类生存和发展的主要物质来源，它承受着人类活动产生的废弃物和各种作用结果。良好的生态环境是人类发展最重要的前提，同时也是人类赖以生存、社会得以安定的基本条件。生态环境的破坏，最终会导致人类生活环境的恶化。李泽红(2014)认为随着丝绸之路经济带建设战略的实施，沿线地区人类活动将明显加剧，工业化、城镇化对生态环境的压力将明显增强，部分地区脆弱生态环境所面临的威胁不容忽视，需要各国积极行动，共同构建丝路生态文明。赵其国等(2016)认为全国生态环境问题日趋严峻，虽然当前环境状况在局部改善，但总体在恶化，治理速度远远赶不上破坏速度，生态环境破坏的程度在加剧，环境污染在加重，环境污染和破坏带来的危害也日趋明显，生态赤字逐渐扩大，需要通过优化国土空间开发格局、调整能源利用结构、全面促进资源节约、加强生态文明制度建设、不断加强生态环境保护、转变经济增长方式等方面加强生态文明建设，为解决当前环境问题提供有效途径。

1. *森林覆盖率*

森林具有重要的生态功能，主要体现在保障国土生态安全，改善生态环境，维持人与生物圈的生态平衡，维护生物多样性等方面。森林最多的洲是拉丁美洲，占世界森林面积的 24％，森林覆盖率达到 44％。沿线国家中，森林覆盖率增长最快的国家是法国；森林面积增长最快的是中国。如图 13－7 所示，在沿线国家森林覆盖率方面，中国处于中位水平，达到了21.9%，但是低于发达国家。中国森林覆盖率快速增长得益于加快造林绿化步伐，增加森林资源总量，继续实施天然林保护、退耕还林、“三北”防护林体系建设和防沙治沙等重点生态工程，开展全民义务植树运动、培育森林资源、森林抚育经营、强化森林资源保护，提升林业执法能力和林业有害生物防治和森林防火工作。

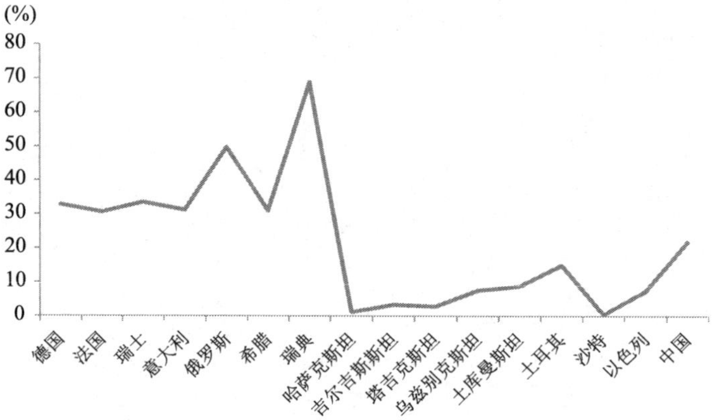

图13—7 丝绸之路经济带沿线国家森林覆盖率

数据来源：《世界统计年鉴2016》

2. PM2.5浓度

据《2016年世界卫生统计》，到2012年底，世界范围内有近300万人口死于户外空气污染。欧洲国家、北美等高收入国家由于强有力的治理措施人口死亡率不断下降；相反，很多发展中国家因缺乏有力的环保措施，人口死亡率却越来越严重。如图13—8所示，沿线发展中国家PM2.5浓度数值普遍高于

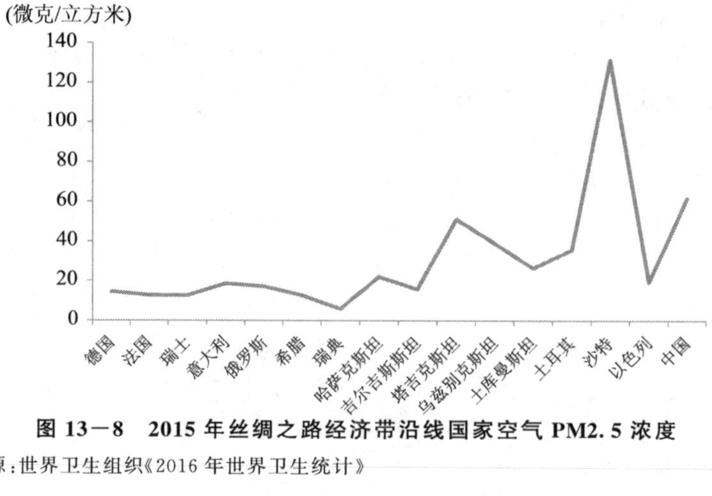

图13—8 2015年丝绸之路经济带沿线国家空气PM2.5浓度

数据来源：世界卫生组织《2016年世界卫生统计》

20 微克/立方米。其中，沙特达到了 131.68 微克/立方米，中国为 61.8 微克/立方米。按照世界卫生组织（WHO）标准，PM2.5 标准值为小于 10 微克/立方米，年均浓度达到每立方米 35 微克时，人患病并致死的几率将大大增加。中国 PM2.5 准值几乎是国际平均均指的 2 倍，这就导致了中国人口因室外空气污染致病的概率大增。2015 年，美国独立研究机构“伯克利地球”发布一份最新研究报告称，中国的空气污染平均每天致 4000 人死亡，占中国总死亡人数的 17%，显然，环境污染对人口健康的影响是难以估量的。

3. 人均能量供给

能量摄取是人体健康的重要保障，能量的转化和能量的转移，都是有方向性的。能量摄取过多或过少对人体都有损害，如果人体能量摄取过多，通过能量的转化或转移特性，会导致脂肪层变厚，人体发胖，血脂增高，心脏负担变重，影响人体健康；如果人体能量摄取过少，不能提供人体健康所需的营养和能量补充，会导致血糖降低，血压低，免疫力和抵抗力减弱，是影响人体发育和健康根本。所以，人体能量的摄取要适可，不过量亦不过少。由图 13—9 可知，沿线国家人均能量供应高于 100 千兆焦耳的国家有 9 个，低于 100 千兆焦耳的国家有 7 个，中国人均能量供应在沿线国家中为第 10 位，高于中亚五国、土耳其和瑞士。

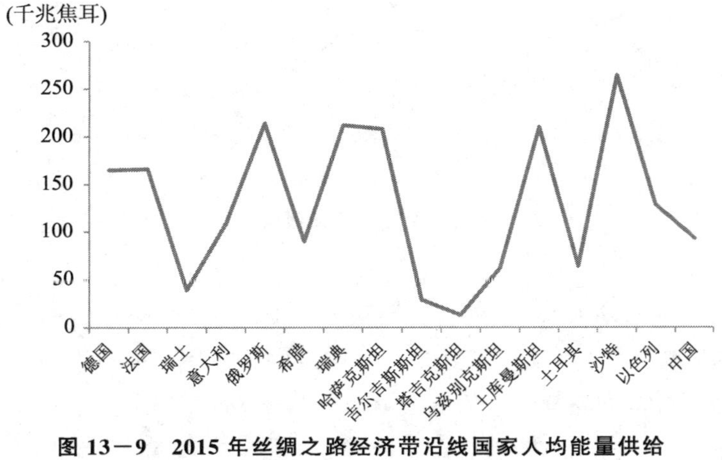

图 13—9　2015 年丝绸之路经济带沿线国家人均能量供给

数据来源：《世界统计年鉴 2016》

13.4.4　医疗资源差异分析

医疗资源紧缺是世界性的难题。发展中国家自不用说，发达国家的医疗水平、人均医疗支出虽然远高于贫穷的发展中国家，但是其日益庞大的医疗支出仍然难以满足民众的需求。所以，无论是发达国家还是发展中国家，甚至是欠发达国家，各国医疗资源配置都存在难以满足人民日益增长的健康需求。当然，各国医疗资源配置也具有自身特色。

1. 医疗投入占 GDP 比重

据世界银行公布数据，中国 2013 年医疗卫生投入占 GDP 数据为 5.6%，卫生支出占 GDP 的比例明显低于世界平均水平，不仅低于高收入国家平均水平(12.55%)，还低于中等收入国家平均水平(5.83%)。孟庆跃(2006)通过比较与中国购买力相当的 10 个国家医疗费用问题，发现中国整体医疗费用投入占 GDP 比重较低，人均医疗卫生费用更低。孙淼林等(2016)认为因为中国人均政府卫生支出水平依然较低，导致医疗供给不足。如图 13－10 所示，中国医疗投入占 GDP 比重低于中亚等国家，略高于哈萨克斯坦、土库曼斯坦和沙特。说明中国政府卫生支出的总体水平仍然偏低，政府在医疗卫生方面的公共支出水平较低。

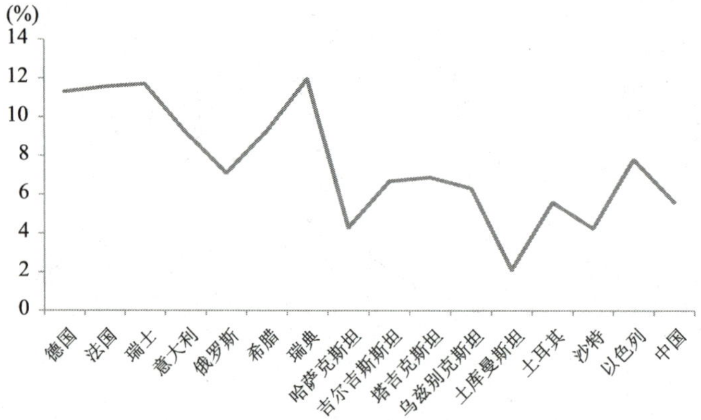

图 13－10　2013 年丝绸之路经济带沿线国家医疗支出占 GDP 比重

数据来源：世界银行

2. 万人拥有床位数、卫生机构人员数

医疗床位数、卫生机构人员数是医疗卫生服务体系的核心资源。田艳梅编译(2002)指出各国每千人的医生数有很大差别，医生按在普通医院和专科医院所占的比例国家不同也各不相同，日本的病床数(每千人)在被比较国家中最多。在沿线国家中，如表 13－2 所示，2013 年，欧洲国家整体的床位数、卫生人员数均高于亚洲国家，中亚五国两项指标均低于其他国家，特别床位数较少。同时，中国每万人拥有医疗卫生机构床位 45 张，低于欧洲高福利沿线国家，每万人拥有医疗卫生人员 60 人，与欧洲高福利沿线国家持平，主要原因是中国的数据统计范围与其存在一定差异。根据《2015 年国民经济和社会发展统计公报》显示，2015 年末中国每万人拥有医疗卫生机构床位 47.5 张，每万人拥有医疗卫生人员 63.9 人,与欧洲高福利沿线国家相比差距依然明显。当然,卫生机构床位数多医疗卫生人员多也并不意味着医疗服务质量就高。邓峰(2014)认为医院发展方式应由以床位扩张为主的粗放式、外延式发展向以提高服务质量和绩效为主的精细化、内涵式发展转型。

表 13—2　2013 年丝绸之路经济带沿线国家人均拥有卫生机构人员数、每万人拥有卫生机构床位数

序号	国家	每万人拥有卫生机构人员数(人/万人)	每万人拥有卫生机构床位数(张/万人)
1	德国	38②	82②
2	法国	30	64②
3	瑞士	46①	50②
4	意大利	41②	34②
5	俄罗斯	43③	97⑤
6	希腊	60③	60③
7	瑞典	40②	27②
8	哈萨克斯坦	40	7.2①
9	吉尔吉斯斯坦	20	48
10	塔吉克斯坦	20	55
11	乌兹别克斯坦	30	—
12	土库曼斯坦	—	—
13	土耳其	17②	25②
14	沙特	20②	22.3
15	以色列	33②	33①
16	中国	60	45

注:1. 数据来源于国家统计局;
2. ①表示 2012 年数据;②表示 2011 年数据;③表示 2010 年数据;④表示 2009 年数据;⑤表示 2005 年数据;
3. 该表数据年份为 2013 年,为最新数据;土库曼斯坦两项指标、乌兹别克斯坦床位数均无法查阅数据,但是在综合指标指数计算过程中根据世界卫生组织相关资料进行了推定处理。

13.5　供给指数

由于沿线国家公共健康服务供给指标数值存在较大差异,如人均 GDP、HDI 指数等,仅凭指标数值大小来比较说明沿线各国的公共健康服务供给差异,显然不够科学,也不够严谨。为了权衡个别指标数值差异较大问题,采用熵权法根据指标变异性的大小来确定客观权重计算综合指数进行比较。

13.5.1　综合指数

由表 13—3 可知,瑞典在沿线国家公共健康供给中为第一名,德国为第二

表 13—3 丝绸之路经济带沿线国家公共服务健康供给侧指标指数表

国　家	综合指数	排序	经济发展指数	排序	社会发展指数	排序	生态环境指数	排序	医疗资源指数	排序
德　国	0.74	2	0.18	2	0.16	4	0.19	3	0.20	2
法　国	0.67	3	0.14	6	0.18	2	0.19	3	0.17	4
瑞　士	0.53	6	0.03	10	0.17	3	0.14	5	0.19	3
意大利	0.57	4	0.11	9	0.16	4	0.16	4	0.14	6
俄罗斯	0.67	3	0.12	8	0.14	5	0.22	2	0.19	3
希　腊	0.55	5	0.04	10	0.14	5	0.16	4	0.21	1
瑞　典	0.79	1	0.19	1	0.19	1	0.25	1	0.16	5
哈萨克斯坦	0.46	8	0.15	5	0.09	7	0.16	4	0.07	10
吉尔吉斯斯坦	0.33	12	0.11	9	0.02	10	0.10	7	0.09	9
塔吉克斯坦	0.29	13	0.13	7	0.00	11	0.07	9	0.10	8
乌兹别克斯坦	0.34	11	0.14	6	0.02	10	0.10	7	0.07	10
土库曼斯坦	0.39	10	0.17	3	0.05	9	0.16	4	0.00	13
土耳其	0.39	10	0.11	9	0.11	6	0.11	6	0.05	11
沙　特	0.43	9	0.16	4	0.14	5	0.09	8	0.04	12
以色列	0.58	4	0.17	3	0.16	4	0.14	5	0.11	7
中　国	0.52	7	0.17	3	0.08	8	0.11	6	0.16	5

名，法国和俄罗斯紧随其后并列第三，中国在沿线国家中处于中间位次。如图 13—11 所示，在沿线国家中欧洲国家综合指数优势明显，五类指标指数明显高于沿线其他国家。

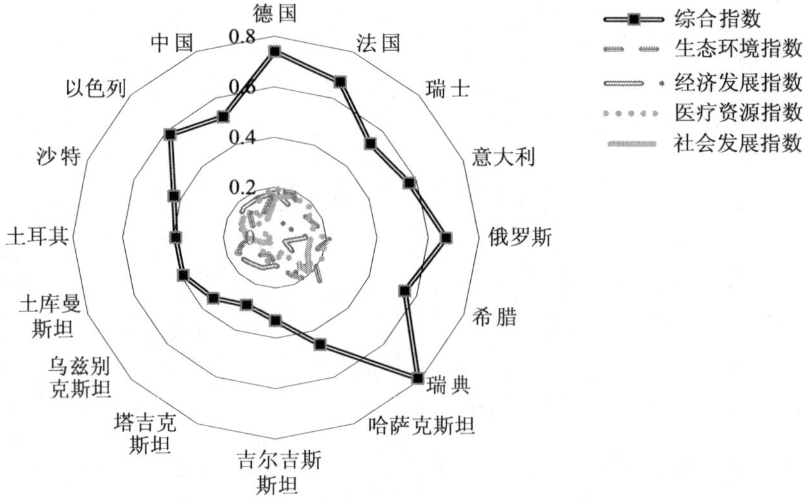

图 13—11 丝绸之路经济带沿线国家总体指数雷达图

13.5.2　经济发展指数

由图 13－12 可知，在沿线国家经济发展指数中，瑞典、德国位居第一、第二，中国、以色列和土库曼斯坦并列第三，中国经济发展综合指数处于沿线国家排名靠前，领先于大部分沿线国家。

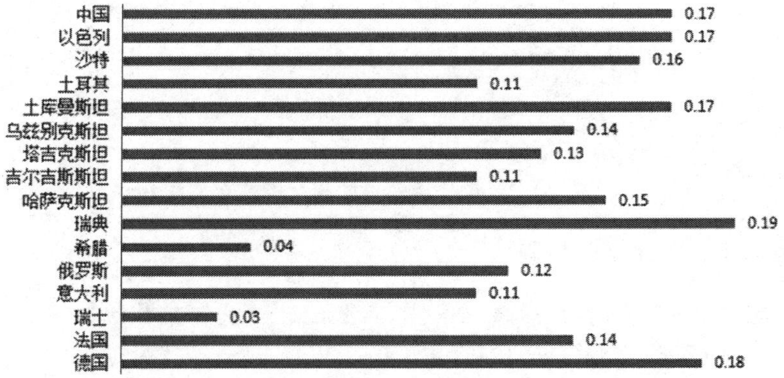

图 13－12　丝绸之路经济带沿线国家经济发展指数

13.5.3　社会发展指数

由图 13－13 可见，在沿线国家中，瑞典、法国、瑞士、意大利、德国和以色列的社会发展指数较高，中国的社会发展指数较低，与哈萨克斯坦持平。

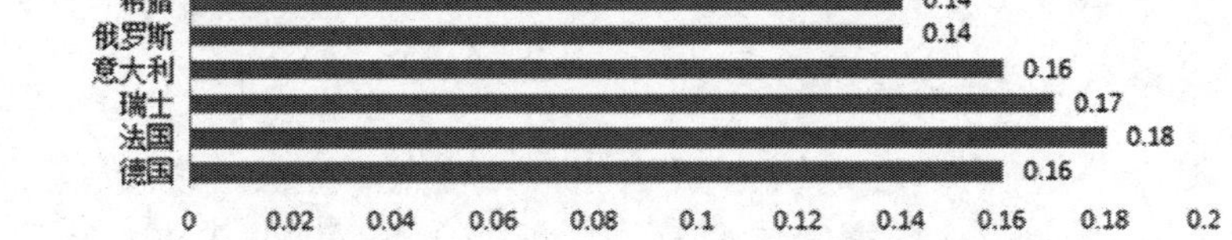

图 13－13　丝绸之路经济带沿线国家社会发展指数

13.5.4　生态环境指数

由图 13－14 可知，瑞典、俄罗斯生态指数分列沿线国家第一名、第二名，德国和法国位第三名，中国生态环境指数为第六名。

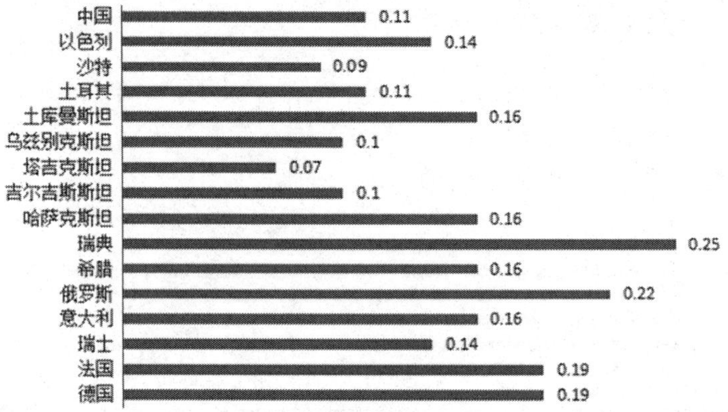

图 13—14　丝绸之路经济带沿线国家生态指数

13.5.5　医疗资源指数

由图 13—15 可知，在沿线国家中，希腊的医疗资源指数位居第一，德国位第二，俄罗斯和瑞士为第三，中国为第五，高于大部分沿线其他国家。

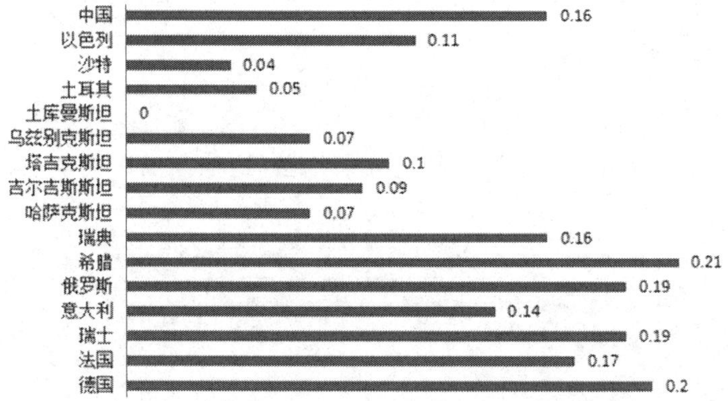

图 13—15　丝绸之路经济带沿线国家医疗资源指数

13.5.6　中国四类指标位次

由图 13—16 可知，在沿线 16 个国家公共健康服务供给领域综合指数，中国为第 7 位，处于沿线国家中位水平。由图 13—16 可知，中国经济发展指数为第 3 位，处于沿线国家领先水平；中国社会发展指数为第 8 位，处于沿线国家后位，与沿线其他国家差距较大；中国生态环境指数在第 6 位，在沿线国家中略高于其他国家；中国医疗健康资源指数处在第 5 位，处于沿线国家中等水平。

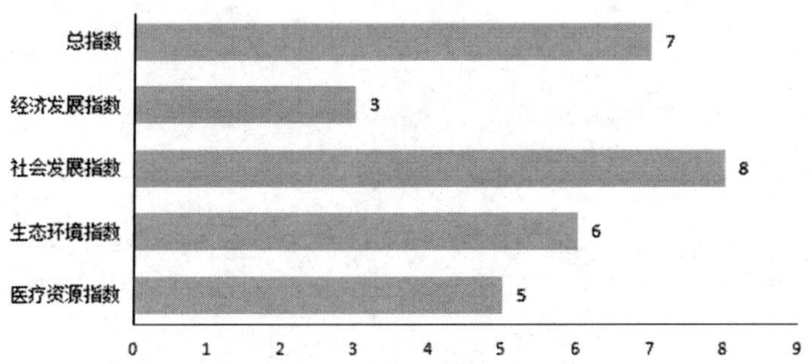

图 13－16　中国四类指标指数位次

第 14 章 丝绸之路沿线国家公共健康需求

通过前一章对沿线国家公共服务供给水平的分析，我们发现亚洲国家与欧洲国家存在较大差异。从原因来看，主要是各国公共政策和经济社会发展水平的差异导致不同的供给水平，而不是各国对公共服务的选择存在差异，也说明各国对公共服务的需求既存在同质性又体现为异质性。同质性表示公共需求是各国人民的公共利益，异质性则是公共需求偏好。所以，必须通过健康指标对沿线各国公共健康需求进行比较，分析各国的差异水平和需求偏好。

14.1 指标选取

公共需求是满足公民基本生活和尊严需求的公共服务，主要涉及义务教育、公共安全、基本社会保障、基本医疗卫生、妇幼保健、基本就业服务等领域，其中健康是衡量人的素质的主要指标。公共医疗是人的健康的重要保障，其在国民经济和社会发展中具有独特的地位。从社会角度讲，健康是一个社会人口素质的基础，投资健康就是投资未来经济发展，拥有了健康就是拥有了财富。所以，对沿线国家公共服务需求差异比较，主要选取了生态环境和人口健康两个方面指标。如表 14－1 所示。

表 14－1　丝绸之路经济带沿线国家公共健康服务需求评价指标体系

一级指标	二级指标	三级指标	单位
公共服务健康需求指标体系	生态环境指标	居室污染死亡率	人/10 万
		意外中毒死亡率	人/10 万
		WASH 死亡率	人/10 万
	人口健康指标	人均预期寿命	岁
		婴儿死亡率	人/千人
		孕产妇死亡率	人/10 万

14.2　指标解释

14.2.1　生态环境指标

生态环境指标主要从生态环境对人的健康危险视角进行选取，包括居室空气污染死亡率、意外中毒死亡率和 WASH 死亡率等三个指标。

居室污染是指来自建筑装潢材料产生的甲醛、苯、氨、氡、TVOC，室内家用电器电磁波以及辐射，煤、液化气、天然气等的燃烧，煎炒烘烤等高温烹调加工过程中产生的烟雾，烟草的燃烧，家宠身上的病毒、细菌等污染物破坏家庭日常生活环境，影响人们健康的现象。

意外中毒死亡主要指家庭或者生活中因使用灭虫剂、煤油、家庭化学试剂、一氧化碳和药品等原因引起的意外死亡。

WASH 死亡率指人们由于饮用不干净的水，生活在受到污染环境及不洁的个人卫生习惯而导致的死亡。

14.2.2　人口健康指标

健康通常是指一个人在身体、精神和社会等方面都处于良好的状态。按照世界卫生组织的标准，人均期望寿命、婴儿死亡率、孕产妇死亡率，是衡量一个国家人民健康水平的“晴雨表”。

人口平均预期寿命指假若当前的分年龄死亡率保持不变，同一时期出生的人预期能继续生存的平均年数，人口平均预期寿命是衡量一个社会的经济发展水平及医疗卫生服务水平的指标。

婴儿死亡率是指婴儿出生后不满周岁死亡人数同出生人数的比率，一般以年度为计算单位，以千分比表示。

孕产妇死亡率指年内每 10 万名孕产妇的死亡人数。孕产妇死亡指从妊娠期至产后 42 天内，由于妊娠或与妊娠处理有关的原因导致的死亡，但不包括意外原因死亡者。按国际通用计算方法，“孕产妇总数”以“活产数”代替计算。

14.3　数据来源

沿线国家数据主要来源于《2015 年国际统计年鉴》《2016 年世界卫生统计年鉴》《世界统计年鉴 2016》。

14.4 需求侧分析

14.4.1 生态环境差异比较

随着工业化进程的加速,工业污染、农业污染、生活污染、电子污染及大气污染等接踵而至,给人的健康造成了极大的威胁和多种多样的危害,如急性的、慢性的,或致癌、致畸,甚至是远期危害。本部分主要选取了与人口日常生活紧密相关的居室污染死亡率、意外中毒死亡率和 WASH 三个指标进行差异比较。

1. 居室污染死亡率

2012 年,有近 650 万人的死亡由空气污染引起,占全球死亡人口总数的 11.6%,仅因居室污染或不成熟技术使用就导致了近 430 万人死亡。同年,约有 300 万人因(户外)空气污染而死亡,主要有交通、工业原料、垃圾焚烧或住宅燃料燃烧等。

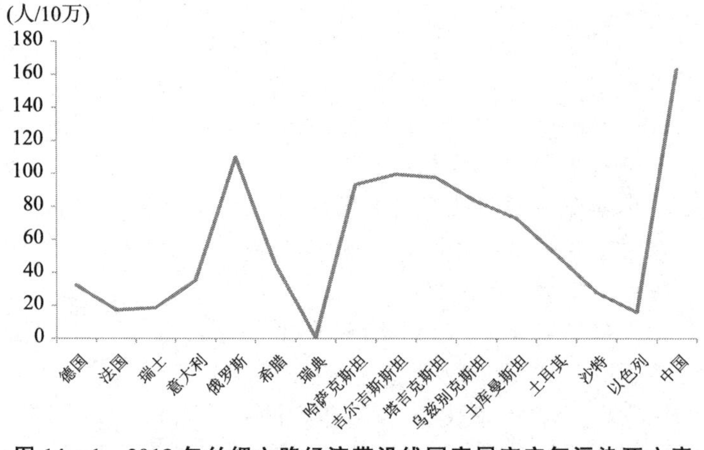

图 14—1 2013 年丝绸之路经济带沿线国家居室空气污染死亡率

数据来源:《2016 年世界卫生统计》

如图 14—1 所示,中国在沿线国家中居室污染死亡率最高,达到了 163.1 人,其次是俄罗斯、吉尔吉斯斯坦、塔吉克斯坦和哈萨克斯坦,死亡人口数均超过了 90 人;在沿线国家中,瑞典因居室污染死亡率是最低的,仅为 0.4 人。可见,中国在沿线国家中面临的来自于居室空气污染的健康风险是最大的。

2. 意外中毒死亡率

截至 2012 年底,全球约有 19.3 万人口死亡案例由意外中毒引起。主要是由于使用灭虫剂、煤油、家庭化学试剂、一氧化碳和药品引起,在不同国家的家庭或者生活使用中有所区别。所以,发生意外伤害死亡的案例比例也存在着巨大差异。如图 14—2 所示,俄罗斯、哈萨克斯坦、中国意外中毒死亡率相对较高,每万人中分别达到了 6.8 人、6.3 人及 2.9 人,远远高于沿线其他国家,反映出中国在生活和工作中受到潜在健康威胁比欧洲国家更大。

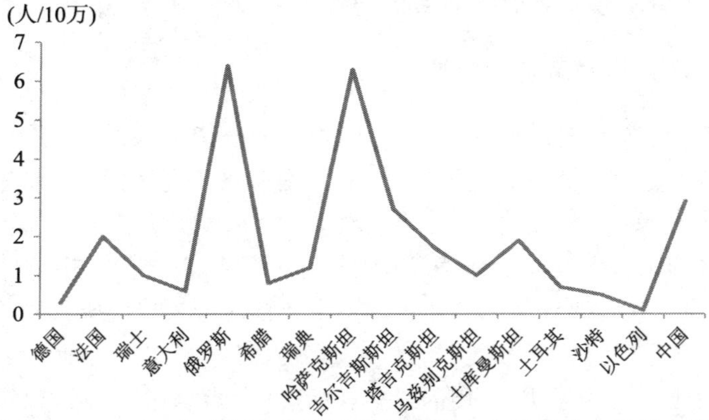

图 14—2 2013 年丝绸之路经济带沿线国家人口意外中毒死亡率

数据来源:《2016 年世界卫生统计》

3. WASH 死亡率

国际上,WASH 指"水"(Water)、"卫生设施"(Sanitation)以及"个人卫生"(Hygi-ene)的缩写。通常饮用不干净的水,生活的水体受到污染,缺乏必要的饮水设备都会引起人体腹泻,最后导致人体死亡。从世界范围来看,经济发达国家这些基本生活设施能够得以保障,国民卫生意识也比较强,这些国家的 WASH 死亡比例相对较低;但在发展中国家、经济欠发达国家或地

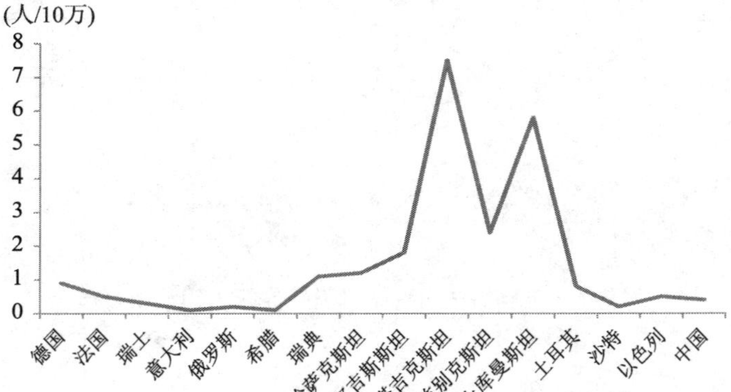

图 14—3 2013 年丝绸之路经济带沿线国家 WASH 死亡率(单位:人/10 万)

数据来源:《2016 年世界卫生统计》

区，由于这些卫生设施往往难以充分满足人们的需求，卫生习惯也存在巨大差距，由 WASH 引起的人口死亡比例相对较高。

如图 14—3 所示，在沿线国家中，中亚五国 WASH 的死亡率相对较高，塔吉克斯坦为 7.5 人，土库曼斯坦为 5.8 人，乌兹别克斯坦 2.4 人，塔吉克斯坦 1.2 人，哈萨克斯坦 1.1 人。中国 WASH 死亡率为 0.4 人，相对来说比例较低，主要得益于政府采取的一些系列饮水工程计划和卫生宣传教育。

14.4.2 人口健康差异比较

在健康状况最好的 10 个国家中，出现负面健康结果的可能性远远低于健康状况最差的国家。健康状况最好的 10 个国家每年在医疗卫生上投入的资金超过人均 2000 美元，相比之下，全球平均水平只略高于人均 1000 美元。而在健康状况最差的国家中，有 7 个国家的医疗支出不足人均 100 美元。下面从人均预期寿命、婴儿死亡率和孕产妇死亡率三个指标进行人口健康差异比较。

1. 人均预期寿命

各国由于受自身体质、遗传因素、生活条件等影响，每个人的寿命长短也不一样。根据世界卫生组织 2015 年《世界卫生统计》报告显示，全球人口的平均寿命为 71 岁，其中女性 73 岁、男性 68 岁，与 1990 年相比，男女的寿命均延长了 6 岁(姜萍，2015)。如图 14—4 所示，在沿线国家中，中国人口平均预期寿命处于中位，低于沿线欧洲高福利国家 5 岁，高于中亚五国及俄罗斯 5 岁。

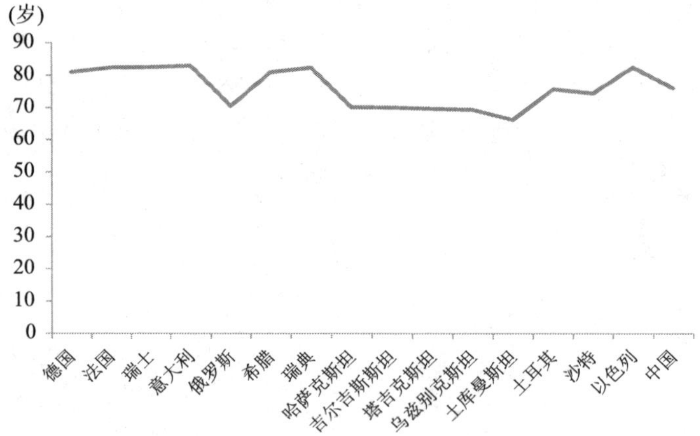

图 14—4 丝绸之路经济带沿线国家人均预期寿命

数据来源：联合国开发计划署《2014 年人文发展报告》《2015 年国际统计年鉴》

2. 婴儿死亡率

婴儿死亡率是反映一个国家和民族的居民健康水平和社会经济发展水

平的重要指标，特别是妇幼保健工作水平的重要指标。婴儿死亡一般与医疗水平、医学常识、环境因素、新生儿体重、孕期长短、婴儿性别、习俗、喂养方式等相关。冯星淋(2010)利用 WHO 和 UNICEF 年度报告公布的数据分析发现，婴儿死亡率的平均年下降速率为 3.29%，略低于实现 MDG4 所要求的 4.3%，中国的婴儿以及 5 岁以下儿童死亡率均低于世界平均水平，在死亡率的绝对水平上表现尚可。如图 14－5 所示，2013 年，中国婴儿死亡率高于欧洲高福利国家，但是远低于中亚五国，反映出中国与高福利国家在婴儿护理、喂养、疾病预防等方面还存在较大差距。正如国家统计局 2016 年发布的《中国儿童发展纲要(2011－2020 年)》报告显示，2016 年中国婴儿死亡率为 8.1‰，5 岁以下儿童死亡率为 10.7‰，分别比 2010 年下降 5 个和 5.7 个千分点。

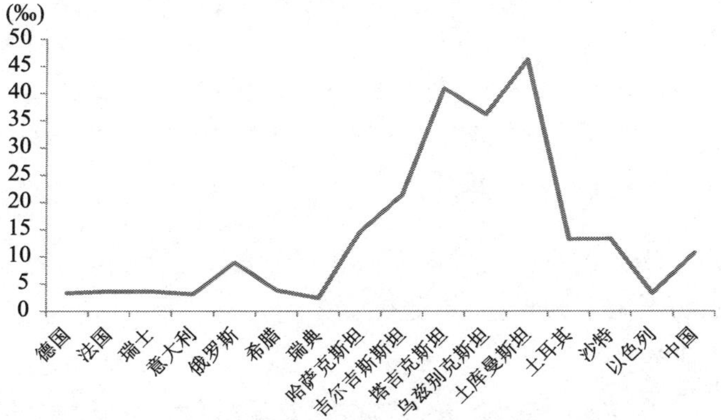

图 14－5　2013 年丝绸之路经济带沿线国家婴儿死亡率

数据来源：联合国开发计划署《2014 年人文发展报告》《2015 年国际统计年鉴》

3. *孕产妇死亡率*

2016 年，世界卫生组织发布报告，全世界每天约有 830 名妇女死于与妊娠或分娩有关的并发症。自 1990 年以来，世界各地的孕产妇死亡率下降了近 44%。到 2030 年，全球每 10 万例活产的死亡率降至 70 人以下，并且所有国家的孕产妇死亡率均不超过全球平均水平的两倍(世界卫生组织，2016)。罗昊(2009)通过收集 1990－2005 年中国以及世界有可利用数据的 172 个国家孕产妇死亡率、死亡率及相关国情数据，认为 1990－2005 年世界孕产妇死亡率整体呈下降趋势，中国 2005 年孕产妇死亡率低于世界平均水平，1990－2005 年孕产妇死亡率平均年下降速率高于世界平均水平。如图 14－6 所示，中国孕产妇死亡率每 10 万例 27 人，远远高于欧洲高国家，低于中亚五国。根据世界卫生组织最新统计，2015 年，发展中国家的孕产妇死亡率是每 10 万例有 239 人，而发达国家则为每 10 万例 12 人。由此可见，孕产妇死亡率高一般主要集中于发展中、欠发达国家或地区,孕产妇死亡人数居高反映出获得医疗服务的机会不平等,并且在发达国家和欠发达国家之间有着明显差距。

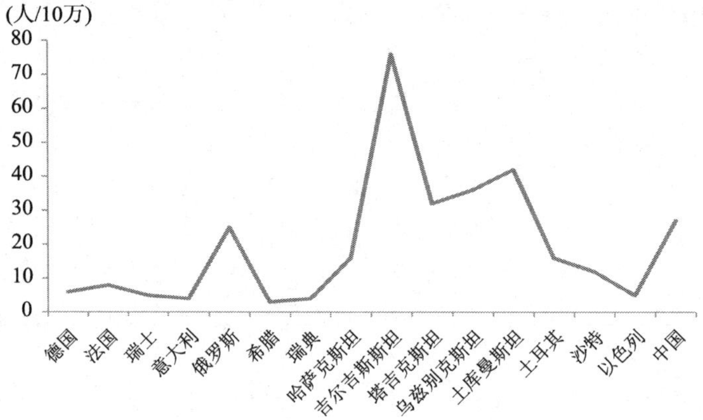

图 14—6 2013 年丝绸之路经济带沿线国家孕产妇死亡率

数据来源:联合国开发计划署《2014 年人文发展报告》《2015 年国际统计年鉴》

14.4.3 需求指标指数分析

同样,由于沿线国家公共健康服务需求指标数值也存在较大差异,所以,本部分继续采用熵权法进行指数分析。

1. 综合指数

表 14—2 丝绸之路经济带沿线国家公共服务健康需求侧指标指数表

国家	综合指数	排序	生态环境指数	排序	人口健康指数	排序
德国	0.76	3	0.45	3	0.31	3
法国	0.75	4	0.43	5	0.32	2
瑞士	0.78	1	0.46	2	0.32	2
意大利	0.78	1	0.45	3	0.33	1
俄罗斯	0.40	9	0.22	10	0.18	7
希腊	0.75	4	0.44	4	0.31	3
瑞典	0.77	2	0.45	3	0.32	2
哈萨克斯坦	0.38	10	0.22	10	0.16	8
吉尔吉斯斯坦	0.42	8	0.29	8	0.13	9
塔吉克斯坦	0.24	11	0.19	11	0.05	11
乌兹别克斯坦	0.41	9	0.34	7	0.07	10
土库曼斯坦	0.25	11	0.25	9	0.00	12
土耳其	0.64	6	0.42	6	0.22	5
沙特	0.67	5	0.46	2	0.21	6
以色列	0.64	6	0.48	1	0.16	8
中国	0.48	7	0.25	9	0.23	4

由表 14－2 可知，瑞士、意大利在沿线国家公共健康综合指数并列第一，瑞典和德国紧随其后，中国在沿线国家中为第七，处于中下水平。说明中国对于公共健康服务的需求较大，中国在健康公共产品供给方面还存在大量的改进空间。正如图 14－7 所示。

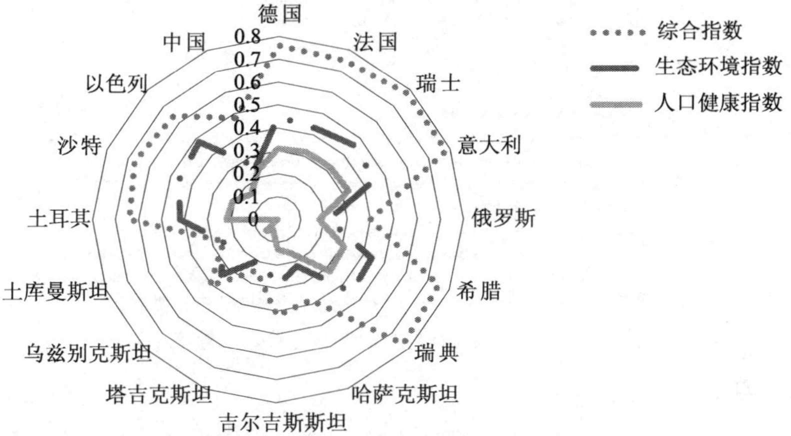

图 14－7　丝绸之路沿线国家总体指数雷达图

2. 生态环境指数

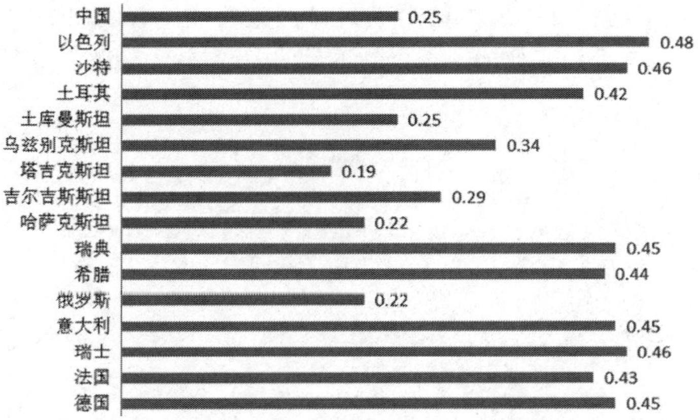

图 14－8　丝绸之路沿线国家生态指数

由图 14－8 可知，以色列、沙特、瑞士生态指数较高，俄罗斯、哈萨克斯坦、塔吉克斯坦生态指数较低，中国处于中下水平，与土库曼斯坦持平，反映出上述国家对于生态环境的改善需求强烈。

3. 人口健康指数

就人口健康需求来看，意大利、瑞典、瑞士、法国的人口健康需求指数相对较高，反映出在沿线国家，他们的健康指数较高；而中亚五国的健康指数相对较低，说明他们对健康的需求意愿要远远高于其他沿线国家，反映出在沿线国家中人口健康存在巨大差异，欧洲国家要远远高于亚洲国家。

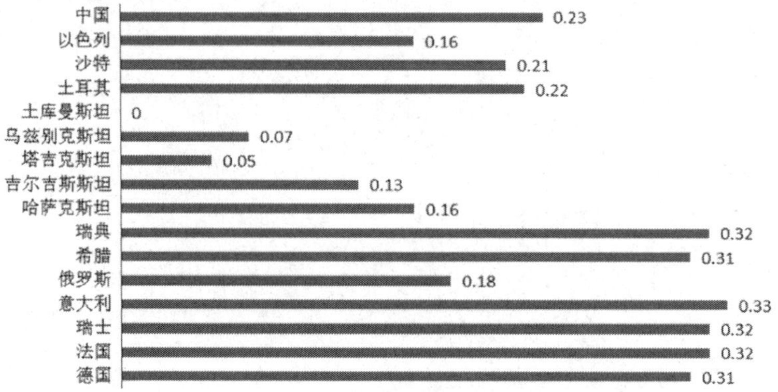

图 14—9　丝绸之路经济带沿线国家人口健康指数

4. 中国四类指标位次

由图 14—10 可知，在 16 个沿线国家公共健康需求领域，中国综合指数为第六，生态环境指数第九，人口健康指数第四。如果单纯从位次来看，中国的各个指标指数位次相对靠前，而实际情况是在沿线国家中各指数值并列较多，整体位次靠后。反映出中国对于人口健康领域的公共服务需求巨大，中国的公共供给与沿线其他国家相比是不足的，存在较大的改进空间。

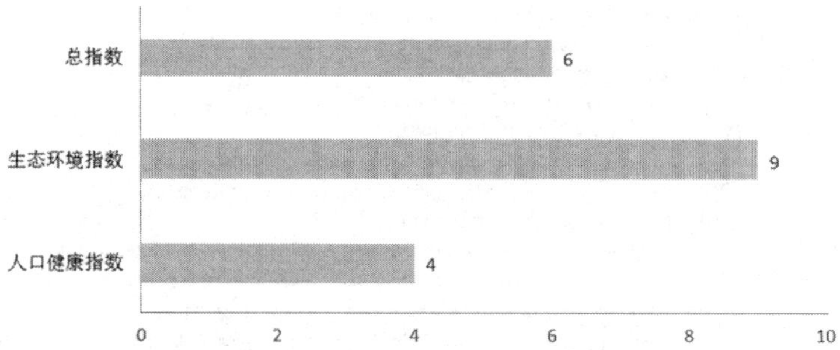

图 14—10　中国四类指标指数位次

14.4.4　供需均衡协调度

由于沿线国家经济社会发展水平的差异，各国对于公共服务的供给目标也不尽一致，使得公共服务的供给数量或结构并不能完全满足本国公共健康需求，供给和需求的协调关系也未能实现。下面进行供给和需求的协调度分析。

1. 国家对比

表 14—4　丝绸之路经济带沿线国家供求协调性指数表

国　家	协调指数	国　家	协调指数
德　国	−0.03	吉尔吉斯斯坦	−0.22
法　国	−0.10	塔吉克斯坦	0.22
瑞　士	−0.32	乌兹别克斯坦	−0.18
意大利	−0.27	土库曼斯坦	0.57
俄罗斯	0.68	土耳其	−0.39
希　腊	−0.27	沙　特	−0.35
瑞　典	0.03	以色列	−0.10
哈萨克斯坦	0.22	中　国	0.07

通过对供求协调指数的对比分析，俄罗斯、瑞典、哈萨克斯坦、塔吉克斯坦、土库曼斯坦和中国的供求协调指数为正，说明上述国家公共健康服务资源充分，但配置不尽合理，存在资源供给上的低效率。其它国家供求协调指数均为负值，各国提供的公共健康服务与公众健康需求不相适应。在沿线 16 个国家中，瑞典和德国的协调指数最接近与 0，说明他们的公共服务供给和人口健康需求在沿线国家中较为合理。除此之外，中国、以色列和法国的协调指数也最为接近于均衡。

2. 区域对比

表 14—5　区域协调性指数表

	欧洲	西亚	中亚	中国
供求协调指数	−0.28	−0.28	0.122	0.07

把沿线 16 个国家划分为欧洲、西亚、中亚，分别与中国进行比较，分别计算各区域国家协调性指数的平均值。通过四个区域对比发现，欧洲和西亚国家供求协调性指数均为负值并持平，说明供给相对不足；中亚和中国供需协调指数均为正值，且中国的供求协调性指数绝对值最小，相对其他区域国家供需平衡状况较好，但中亚的健康资源供给水平略好。

14.5　小结与建议

14.5.1　小结

1. 沿线国家的公共服务供给与经济发展水平密切相关。经济发展较好的国家，公共服务供给和人口健康水平相对较高。这些国家主要是欧洲传统福利国家和新兴经济体国家。也反映出公共服务供给水平的提升依赖于各国持续的公共政策、资金支持和公共资源的优化配置。

2. 沿线国家的公共服务供给水平和人口健康状况差异明显。从沿线各国的供给侧综合指数和需求侧综合指数来看，欧洲国家综合指数要明显高于亚洲国家，这既得益于各国的公共政策支持，也与公众对健康的认识和资源利用密切相关。如沿线欧洲国家均建立了医疗保险制度，而部分亚洲国家还尚未建立医保制度。特别是欧洲国家的公共医疗经费投入水平和人均占有医疗资源均明显高于亚洲国家。

3. 沿线国家公共服务和人口健康的供需协调度差异明显。在沿线16个国家中，有11个国家的协调指数为负值，其余5个国家的协调指数为正值，反映出沿线国家供需协调度差异明显。而瑞典和德国的协调指数最接近均衡，说明他们的公共服务供给和人口健康需求较为合理。

4. 中国的公共服务供给水平和人口健康需求状况有待提升。中国的公共服务供给侧和人口健康需求侧指数在沿线国家中均位居中后位次，说明尽管中国经济快速增长，公共服务供给水平和人口健康状况得到了一定改善，但与沿线欧洲国家相比还存在较大的改进空间。

14.5.2 政策建议

1. 持续推进经济改革与发展。经济发展是基础，只有经济发展了，才能提升公共服务供给水平，满足人口健康需求。尽管近年来中国经济取得了日新月异的变化，但也带来了经济效益、社会发展、环境污染、公共健康等一系列严峻问题。中国需要继续通过发展经济，实施健康生活、优化健康服务、完善健康保障、建设健康环境、发展健康产业等，加快推进健康中国建设。

2. 加大公共服务经费投入。中国需要不断拓宽公共健康的资金投入渠道，履行好在公共卫生领域的职能，增加基本公共卫生政府投入总量，缩小区域、城乡基本公共卫生差距，完善政府公共服务领域治理结构和水平。

3. 加快医疗卫生体制改革。一是建设现代医疗卫生体系，统筹各级各类医疗卫生服务机构，促进医疗人才资源优化配置。二是完善全民医疗保障体系，基本医疗保障由扩大范围向提升质量转变，提升医保制度运行质量。三是健全公共卫生服务体系，加强专业公共卫生机构建设和医疗卫生监管体系和提高医疗资源使用效率，促进医疗卫生机构有序发展。

4. 优化医疗卫生资源配置。中国需要科学制定和实施中长期发展规划，对公共服务体系建设提供系统化指导。应该针对医疗资源分配不合理的问题，通过财政、医保政策支持推进医联体建设，实现优势互补、资源共享和互惠互利，形成医疗市场中的竞争实体，全面提高公共医疗的影响力、地位、综合实力和竞争能力。

5. 构建良好的生态健康环境。中国要按照绿色发展理念，重点抓好空气、土壤、水污染的防治，加快推进国土绿化，解决影响人民群众健康的突出环境问题，建设健康、宜居、美丽家园。同时要牢固树立安全发展理念，健全公共安全体系，努力减少公共安全事件对公众生命健康的威胁。

6. 拓宽国际间交流与合作。长期以来，在履行国际义务、参与全球健康治理方面，中国展示了国际人道主义和负责任大国形象，取得重要进展，受到了国际社会广泛好评。中国还需继续积极参与健康相关领域国际标准、规范等的研究和谈判，完善中国参与国际重特大突发公共卫生事件应对的紧急援外工作机制，加强同“一带一路”建设沿线国家卫生与健康领域的合作。

地方实践篇

第 15 章
陕西省健康现状与健康促进

15.1　宏观健康现状

在大健康的背景下，在第二部分对丝绸之路沿线省区市宏观健康供需状况分析的基础上，以陕西省为对象，深入厘清丝绸之路沿线省区市的公共健康服务和人口健康水平现状，达到提升公共服务和人口健康水平的目标。

15.1.1　公共健康服务供给现状

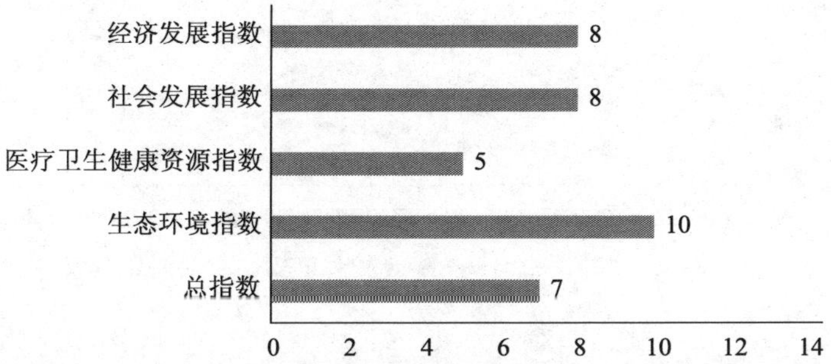

图 15－1　陕西省公共健康服务供给在丝路沿线 14 省区市中的位次

根据第二部分"宏观层面健康供需分析"中建立的公共健康服务供给指标体系和评价方法，对陕西省公共健康服务供给指数做出分析。从图 15－1 中可以看出，陕西省公共健康服务总供给在丝绸之路沿线 14 省区市中处于第 7 位，处于居中的位次。也就是说，在综合经济、社会、医疗卫生和生态环境方面，陕西省的公共健康服务供给能力和水平处于丝路沿线 14 省区市的中等水平。

1. 经济发展状况分析

陕西省经济发展位于丝绸之路沿线 14 省区市中的第 8 位，看似排名靠前，但这仅是在所研究的丝绸之路沿线 14 省区市中的排名。从全国范围来看，经济发展总体水平仍然落后。

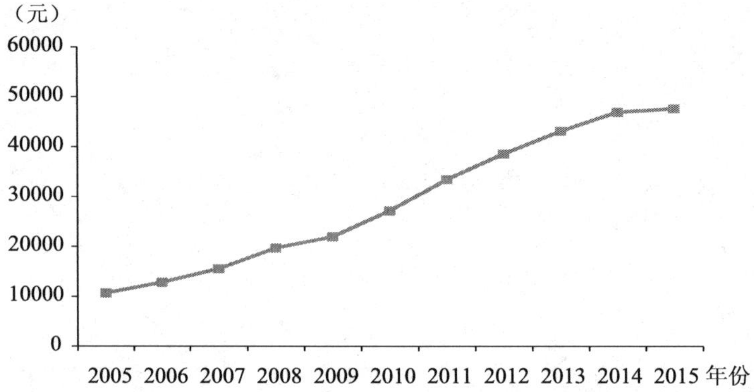

图 15—2　2005—2015 年陕西人均 GDP 趋势

2015 年陕西人均 GDP 为 47626 元，排在全国第 17 位。从 2005—2015 年，陕西人均 GDP 均保持持续增长态势，但从 2014 年开始经济增速放缓。

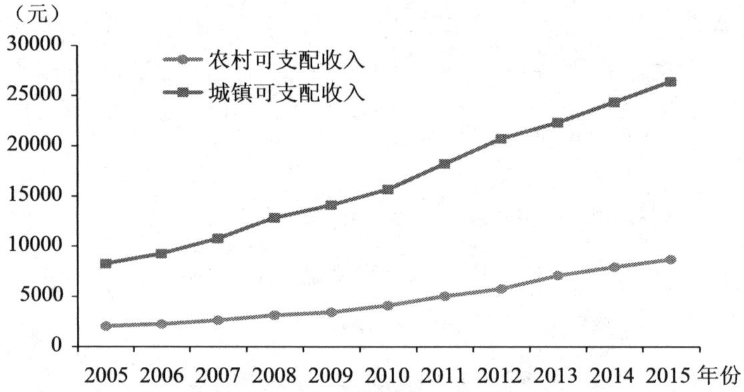

图 15—3　2005—2015 年陕西城乡可支配收入对比分析

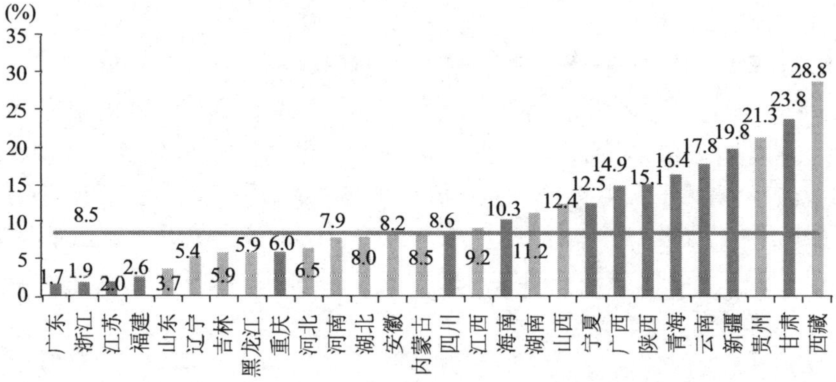

图 15—4　2013 年全国各省、自治区、直辖市贫困发生率

从 2005—2015 年间，陕西城镇居民和农村居民人均可支配收入都呈增长态势，但农村居民人均可支配收入的增长速度明显低于城镇居民的增长速度。

陕西 2013 年贫困发生率为 15.1%，明显高于全国平均水平 8.5%，贫困人口数达 410 万。和全国其他省区比较，陕西省贫困面大，贫困人口多，脱贫任务非常艰巨，贫困问题成为陕西经济发展的一个“软肋”。

2. 社会发展状况分析

陕西社会发展指数处于 14 省区市中的第 8 位，也处于居中的位次。

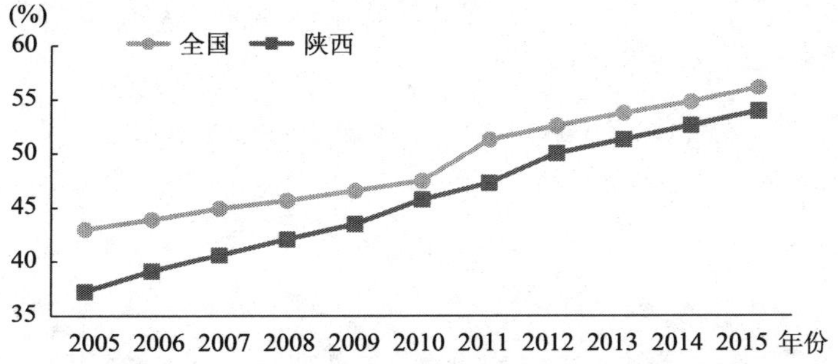

图 15—5　2005—2015 年陕西及全国城镇化率变化趋势

2005—2015 年间，陕西的城镇化率一直低于全国水平。从图中看出，自 2009—2011 年，陕西的发展速度快于全国，两者之间的差距在缩小；但到了 2012 年后，陕西城镇化建设步伐放缓，其速度与全国水平基本保持一致。

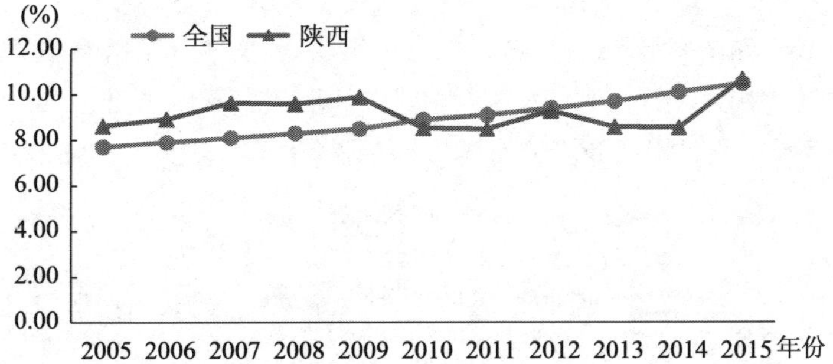

图 15—6　2005—2015 年全国及陕西 65 岁以上人口比重

2015 年，陕西 65 岁以上人口比重偏高，排在丝绸之路沿线 14 省区市中的第五位。2005—2015 年，这十年陕西 65 岁以上人口比重均高于 7%，按照国际卫生组织的定义，陕西省从 2000 年以来处于老龄化社会的状态。人口老龄化对陕西的社会发展进程、总体健康水平会带来消极影响。

在社会发展指标中，陕西省文盲半文盲率在广东省和重庆市之后排在第 3 位，15 岁以上女性文盲率在 14 省区市中也排在第 3 位，陕西省人口总体文化素质较高，这与陕西省是教育大省有一定关系。

3. 医疗卫生健康资源状况分析

陕西省医疗卫生健康资源在丝绸之路沿线14省区市的排序靠前，处在第5位。但其指标体系内，各指标的发展水平存在较大差异。

从图15—7可以看出，对2015年丝路沿线14省区市的医疗卫生支出结构的分析中，陕西卫生投入主体存在严重的结构失衡问题，个人比例过高，政府支出比例偏低，这种结构短期内直接降低了民众健康保障能力和福利水平。所以，基于改善民生健康福利与实施人力资本发展战略的双重目标要求，应减轻个人过重的医疗负担。

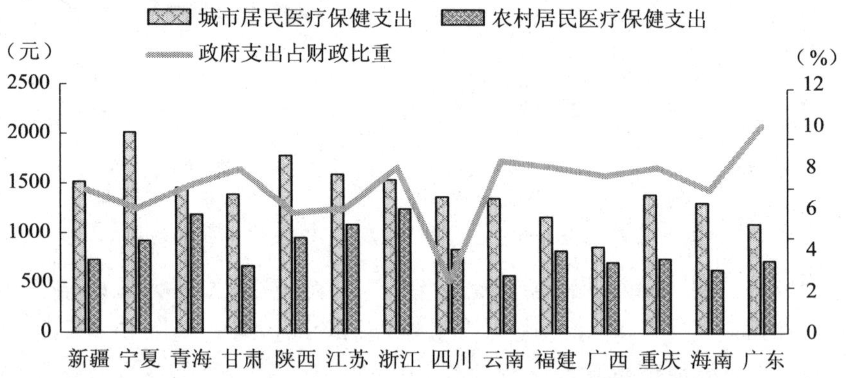

图15—7　2015年14省区市居民人均医疗保健支出和政府卫生支出比重

从图15—8中对比分析2005—2015年陕西省与全国医疗资源发展变化可以看出，10年来，陕西每千人床位数均持续高于全国水平。每千人口执业医师数从2007年发生逆转并逐年低于全国水平。

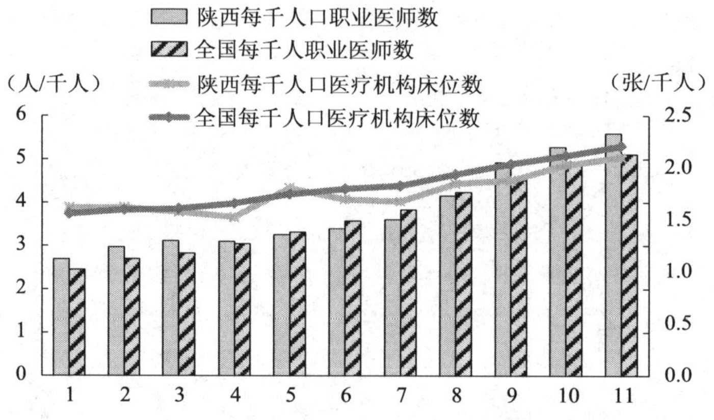

图15—8　2005—2015年陕西及全国每千人口执业医师数和床位数

另外，病床使用率、民营医院数量和体育场馆数量在丝绸之路沿线 14 省区市中排名中等偏上水平，总体状况较好。

4. 生态环境状况分析

陕西生态环境指数排在丝绸之路沿线 14 省区市的第 10 位，总体生态环境条件较差。

表 15－1　2005—2015 年陕西生态环境指标（%）

年份	森林覆盖率	城市垃圾无害化处理率	已改水收益人口占农村人口比重
2005	32.55	39.78	70.11
2006	32.55	60.18	70.17
2007	32.55	52.43	78.37
2008	32.55	68.52	83.15
2009	37.26	69.16	86.90
2010	37.26	79.84	89.30
2011	37.26	90.27	97.00
2012	37.26	88.50	96.30
2013	41.42	96.44	91.20
2014	41.42	95.80	91.20
2015	41.42	98.00	—

特别是已改水收益人口占农村人口比重偏低，2014 年陕西省在丝绸之路沿线 14 省区市中排在倒数第三位。在 2005 年、2010 年、2013 年和 2014 年陕西省已改水受益人口持续低于全国平均水平，2012 年的比重略高于全国水平，可能是由于在《2011 年陕西卫生事业发展统计公报》中显示的改水数据口径发生了变化。

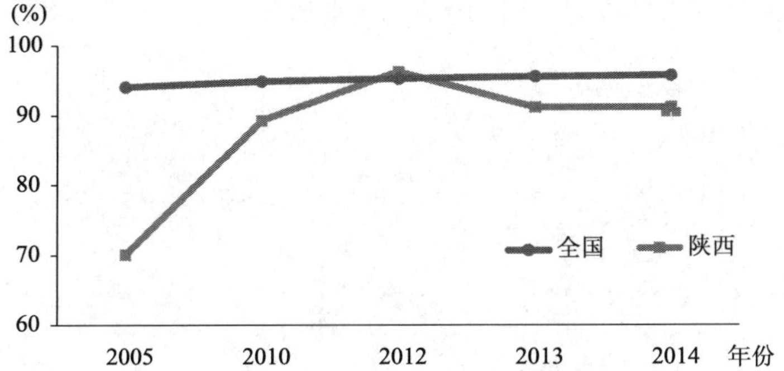

图 15－9　陕西及全国已改水收益人口占农村人口比重

陕西省生态环境条件排名靠后，究其原因，一方面与陕西省的自然环境、地理位置有关；另一方面，说明政府在环境保护方面以及改善城市和农村居民健康生活环境方面还需努力。

15.1.2 健康需求状况

对健康需求的分析是基于对人口健康的全人群和全生命周期的现状调查。在第二部分关于丝绸之路沿线14省区市的健康需求状况的研究中发现，2015年陕西省健康水平处于第3位，其中人寿状况排在第5位，疾病状况排在第3位，总体健康水平较为满意。

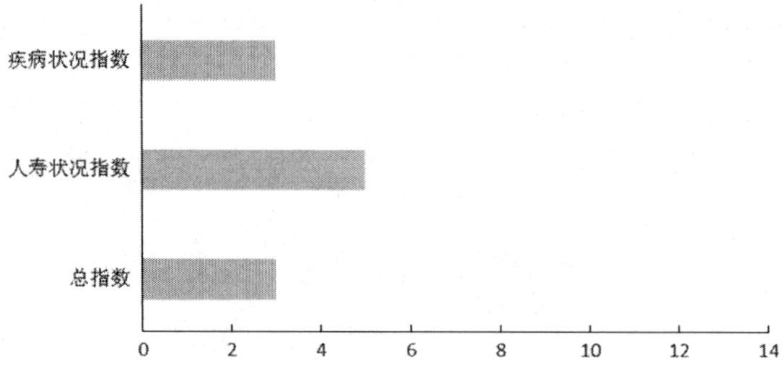

图15—10 陕西省公共健康服务需求在丝路沿线14省区市中的位次

1. 人寿状况分析

人均期望寿命可以反映出一个社会生活质量的高低。寿命的长短受两方面的制约。一方面，社会经济条件、卫生医疗水平限制着人们的寿命。1990年第四次人口普查，陕西省人均预期寿命为67.4岁，全国人均预期寿命为68.55岁；2000年第五次人口普查，陕西省人均预期寿命为70.07岁，全国人均预期寿命为71.40岁；2010年第六次人口普查，陕西省人均预期寿命提高到74.68岁，全国人均预期寿命提高到74.83岁。从图15—11中可以看出，在这10年间陕西省与全国的差距在不断缩小。

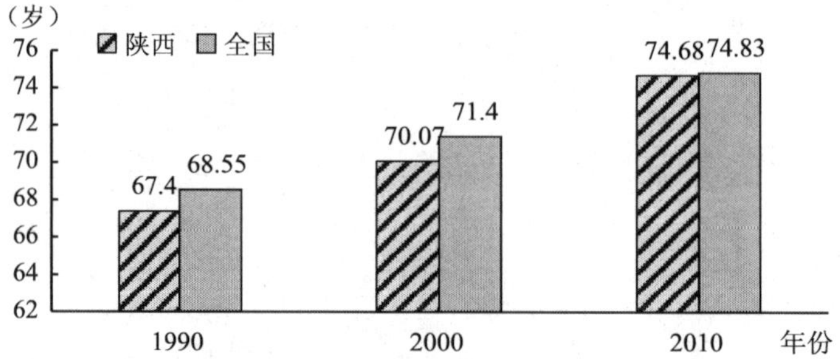

图15—11 三次人口普查中陕西及全国人口人均预期寿命

2014 年,陕西省孕产妇死亡率为 11.6/10 万,围产儿死亡率为 4.53‰,在丝路沿线 14 省区市中排名分别处于第五位和第四位。可见,在孕产妇医疗保健服务方面,陕西医疗卫生工作排在前列。

2. 疾病状况分析

2014 年,陕西省传染病死亡率在丝绸之路沿线 14 省区市中最低,传染病病死率也处于第 3 位。

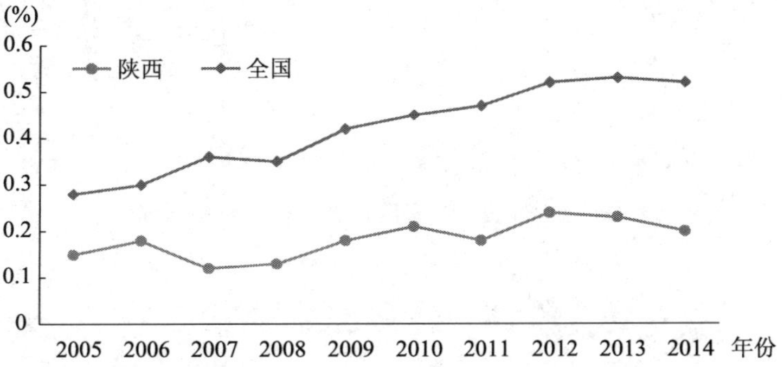

图 15－12　2005－2014 年陕西及全国甲乙类法定报告传染病病死率

具体看甲乙类法定报告传染病病死率见图 15－12,十年间陕西的传染病病死率虽然波动幅度较大,但一直是远远低于全国平均水平。

近几年,陕西在传染病控制和治疗方面的工作卓有成效。陕西在健康促进、贯彻预防为主方面的做出很多努力,取得较好的成绩。从 2015 年开始,针对陕西病死率高、严重影响群众健康的艾滋病、结核病、狂犬病、乙肝、出血热、手足口病六种重大传染病,陕西卫生计生委实行了“专病专防”、精细化防控策略,有效的遏制了重大传染病的蔓延。

15.1.3　公共健康供需平衡状况分析

在上文的分析中,陕西公共健康服务供给水平处在丝绸之路沿线 14 省区市中的第 7 位,需求水平却在丝绸之路沿线 14 省区市中排第 3 位,这种供需不协调状况较为严重。从图 15－13 中也可以看出,陕西省的协调性指数为－0.51,处在倒数第二位。可见,陕西省的公共健康服务供给不能满足公众对健康的需求,公共健康服务严重滞后于健康状况。

随着陕西省经济社会发展水平的提高,未来全省居民的医疗服务需求将会持续增长,在新医改深入推进的关键阶段,作为欠发达省份,如何用有限的公共服务满足公众日益增长的健康需求仍需进一步努力。

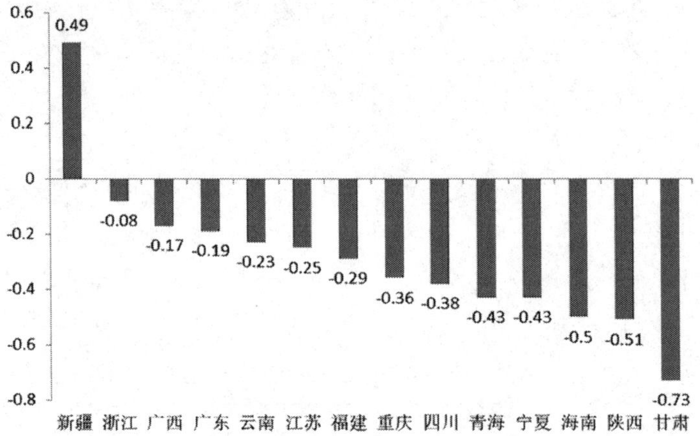

图 15－13 丝路沿线 14 省区市公共健康服务协调性指数

15.2 微观健康现状

15.2.1 数据实际样本规模

本小节主要介绍陕西省居民健康投资与健康状况的关系以及健康投资对健康状况的影响，进一步考察陕北、关中和陕南地区被访居民健康水平间的差异。

“人口健康与公共服务状况调查”专项调查中，陕西省共收集有效问卷770份，其中关中、陕南、陕北所占比重分别为34.0%，35.1%和30.9%，共调查了770位陕西省居民。详细样本统计情况见表15－2。

表 15－2 陕西省样本统计情况

地区	有效问卷份数	性别比例(%)		户籍比例(%)	
		男	女	城市	农村
关中	262	48.9	51.1	20.3	79.7
陕南	270	53.0	47.0	18.5	81.5
陕北	238	56.6	43.4	38.4	61.6
合计	770	52.7	47.3	25.2	74.8

15.2.2 受访者个人基本信息

表15－3提供了受访者个人的基本信息，具体包括受访者的年龄、户籍、

民族、受教育程度和年收入五个方面。年龄分布中把受访者的年龄分为“20～39 岁”“40～49 岁”和“50 岁及以上”三类。

表 15—3　受访者个人基本信息(%)

	总体	关中	陕南	陕北
年龄	**(738)**	**(252)**	**(263)**	**(223)**
20～39 岁	49.2	50.8	45.2	52.0
40～49 岁	26.7	23.0	27.8	29.6
50 岁及以上	24.1	26.2	27.0	18.4
户籍	**(735)**	**(251)**	**(260)**	**(224)**
城市	25.2	20.3	18.5	38.4
农村	74.8	79.7	81.5	61.6
民族	**(733)**	**(246)**	**(263)**	**(224)**
汉族	99.3	100.0	98.5	99.6
少数民族	0.7	0	1.5	0.4
受教育程度	**(767)**	**(262)**	**(269)**	**(236)**
小学及以下	22.0	11.5	31.2	23.3
初中	23.7	25.2	21.9	24.2
高中及以上	54.2	63.4	46.8	52.5
年收入	**(748)**	**(256)**	**(262)**	**(230)**
均值	26052.28	22530.07	24945.04	31233.93

表 15—3 从受访者的基本信息来介绍关中、陕南和陕北三个地区的样本分布。从年龄组成来看，40 岁以下的受访者与 40 岁以上的受访者所占比例均等，具有较好的代表性；从户籍分布来看，三个地区存在显著性差异，陕南地区(81.5%)和关中地区(79.7%)来自农村户口的受访居民明显高于陕北地区(61.6%)，总体上讲农村户口的受访者所占比例为 74.8%，高于城市户口的受访者所占比例；从民族分布来看，总体上只有极少数受访者为少数民族(0.7%)，而关中地区的受访者全部来自汉族；从受教育程度来看，三个地区存在显著性差异，关中地区“高中及以上”学历所占比例为 63.4%，显著高于陕南地区的 46.8%和陕北地区的 52.5%，同时，关中地区“高中及以上”学历所占比例高于陕西省平均水平(54.2%)；从年收入水平来看，三个地区存在显著差异，陕北地区(31233.93 元)年收入水平明显高于陕南(24945.04 元)和关中地区(22530.07 元)，并且高于陕西省平均水平，而陕南和关中地区

略低于陕西省平均水平(26052.28 元)。

15.2.3 健康投资

表 15—4 提供了陕西省受访者健康投资信息,具体包括受访者的合理膳食情况、体育锻炼频率情况、保健支出和定期体检四个方面。

表 15—4 受访者健康投资情况(%)

	总体	关中	陕南	陕北	LR/T 检验
合理膳食	**(769)**	**(261)**	**(270)**	**(238)**	ns
经常注意	20.9	23.8	21.5	17.2	
偶尔注意	53.8	54.4	54.4	52.5	
从不注意	25.3	21.8	24.1	30.3	
体育锻炼频率	**(747)**	**(260)**	**(262)**	**(225)**	ns
每天	21.0	24.2	19.1	19.6	
每周 3—5	16.6	16.9	16.0	16.9	
每周 1—2	21.6	20.0	20.6	24.4	
每月 1—3	15.1	13.1	19.1	12.9	
从不锻炼	25.7	25.8	25.2	26.2	
保健支出	**(675)**	**(224)**	**(239)**	**(212)**	*
均值(元)	367.28	527.21	352.21	215.27	
定期体检	**(757)**	**(253)**	**(266)**	**(238)**	ns
是	32.6	34.0	28.6	35.7	
否	67.4	66.0	71.4	64.3	

注:*** 表示 P<0.0001,** 表示 P<0.01,* 表示 P<0.05,+表示 P<0.1,ns 表示不显著。

表 15—4 从受访者的健康投资情况提供了关中、陕南和陕北三个地区的差异。从合理膳食情况来看,三个地区没有差异,三个地区中"偶尔注意"合理膳食的人群所占比例都在 50%以上,说明一半以上的人群都有合理膳食的意识;从体育锻炼的频率上观察,三个地区并没有差异,但是总体上每周锻炼一次及以上的人群所占比例几乎为 60%,说明陕西省居民体育锻炼意识较强;从保健支出额度来看,三个地区存在显著性差异,数据显示,关中地区的居民一年的保健支出为 527.21 元,明显高于陕南的 352.21 元和陕北的 215.27 元,并且关中地区的居民一年的保健支出也高于陕西省平均水平(367.28 元),而陕南居民的保健支出水平略低陕西省平均水平,陕北地区则相差甚远;从是否定期体检来看,三个地区没有显著性差异,总体上进行定期

体检的人群所占比例只有三成，陕西省居民在定期体检行为上积极性不高。

15.2.4　健康状况

表 15－5 和表 15－6 分别从受访者生理健康和心理健康两个维度介绍了陕西省居民的健康状况。其中，生理健康包括健康自评、身高体重指数(BMI)、和是否患慢性病三个方面；心理健康则包括心理压力和抑郁度两个方面。其中，BMI 值是目前国际上常用的衡量人体胖瘦程度以及是否健康的一个标准，按通用标准，BMI 值分为三个区间：BMI＜18.5、18.5≤BMI＜25、BMI≥25。BMI 值落在 18.5 到 25 之间，包括临界值 18.5，就说明身体健康；低于 18.5，说明体型偏瘦；大于等于 25，就说明体型偏胖。偏瘦或偏胖的身体，都属于不健康的情况。

表 15－5　受访者生理健康状况(%)

	总体	关中	陕南	陕北	LR/T 检验
健康自评	**(605)**	**(188)**	**(251)**	**(166)**	***
非常好	23.0	17.0	25.9	25.3	
比较好	39.8	37.2	36.3	48.2	
一般	26.3	34.0	23.1	22.3	
比较差	9.1	9.6	13.1	2.4	
很差	1.8	2.1	1.6	1.8	
身高体重指数(BMI)	**(757)**	**(256)**	**(266)**	**(235)**	ns
＜18.5	14.0	16.8	12.4	12.8	
18.5－25	73.3	71.1	75.2	73.6	
≥25	12.7	12.1	12.4	13.6	
患慢性病	**(738)**	**(246)**	**(266)**	**(226)**	***
是	47.7	56.1	42.1	60.2	
否	52.3	43.9	57.9	39.8	

注：*** 表示 P＜0.0001，** 表示 P＜0.01，* 表示 P＜0.05，＋表示 P＜0.1，ns 表示不显著。

表 15－5 从受访者的生理健康来介绍关中、陕南和陕北三个地区的差异。从健康自评来看，三个地区有明显差异，总体来看，62.8%的陕西省居民认为自己的健康状况比较好，三个地区陕北地区(73.5%)的居民认为自己健康状况比较好的比例显著高于关中(54.2%)和陕南地区(62.2%)；从 BMI 值来看，三个地区没有明显差异，三个地区中 70%以上的人群 BMI 值均落在 18.5

至25分之间,说明七成以上的受访者均属于身体健康;从是否换慢性病上来看,总体来讲患慢性病和没有患慢性病的人群各占一半,三个地区有显著差异,数据显示,陕南地区(42.1%)患慢性病的人群所占比例明显低于关中(56.1%)和陕北地区(39.8%),总体上有接近五成的受访居民患有慢性病。

表15—6　受访者心理健康状况(%)

	总体	关中	陕南	陕北	LR/T检验
心理压力	**(767)**	**(260)**	**(269)**	**(238)**	ns
压力很大	9.1	10.8	7.4	9.2	
压力比较大	28.3	26.9	30.9	26.9	
压力一般	40.0	38.8	43.9	37.0	
压力比较小	9.5	10.4	8.2	10.1	
无压力	13.0	13.1	9.7	16.8	
抑郁度	**(755)**	**(258)**	**(267)**	**(230)**	*
均值	9.66	9.89	9.45	9.66	

注:*** 表示 $P<0.0001$,** 表示 $P<0.01$,* 表示 $P<0.05$,+表示 $P<0.1$,ns表示不显著。

表15—6从受访者的心理健康来介绍关中、陕南和陕北三个地区的差异。从心理压力程度城来看,三个地区没有明显差异。总体来讲,压力比较小和无压力的人群只占两成,但是在抑郁程度上三个地区还是有差异的,关中地区(9.89分)的抑郁度得分较高于陕南(9.45分)和陕北地区(9.66分),其他两个地区的居民表现出较好的心理状态。

15.2.5　主要结论与政策建议

1. 主要结论

(1)在健康投资方面,三个地区在保健支出上有明显差异,关中地区居民健康支出相对较多,体育锻炼方面陕西省居民也表出较好的积极性,生活中大部分居民也具有合理膳食的意识,但在定期体检这方面的积极性却不高。

(2)在健康状况方面,从健康自评和BMI指数可以看出,陕西省居民的身体健康状况较好,关中和陕北地区的居民相对于陕南地区表现出较好的状态。

2. 政策建议

(1)健康投资方面,目前关中地区的居民健康投资水平领先于陕北地区和陕南地区,虽然关中地区居民的年收入水平低于陕北地区,但是保健支出却远高于陕北地区。所以,一方面,需要关中地区的相关部门要继续鼓励当地居民,保持居民已有健康投资的良好习惯,提高资源利用效率,另一方面,陕北和陕南地区相关部门也要根据区域特征，来采取一些积极措施提高健康投资水平，不断缩小区域之间的差异。

(2)健康状况方面，社会的生活节奏普遍加快，居民在经济生活大压力下，对自己的身体健康关注度不够高，政府应当从改善医疗基础设施来提升居民生理健康水平、普及定期体检的健康投资理念、谋取更好生活福利来提升居民心理健康水平这几个方面来改善陕西居民健康状况。对于居民自身而言，平时可以做一些减压的活动来舒缓自身的压力，抑郁度就会相对减弱，从而身心健康也能得到改善。

15.3 健康公共服务现状

本部分针对陕西健康公共服务提供现状展开分析。公共服务提供现状包括六部分，分别是健康生活、健康服务、健康保障、健康环境、健康产业和健康支撑与保障。

15.3.1 健康生活现状

健康生活主要包括健康教育。如表 15－7 所示现阶段陕西省各部门加强健康教育宣传工作，主要方式有举办健康教育宣传活动，制作电视节目，百姓健康微信公众号等 。为此陕西省卫计委印发了《陕西省卫生计生委办公室关于开展 2017 年健康中国行—合理膳食宣传教育活动的通知》(陕卫办[2017]349 号)，制定了有关健康教育的相关政策来加强健康教育的宣传。

表 15－7 健康生活现状及政策分析

<table>
<tr><td rowspan="3">健康生活</td><td rowspan="3">健康教育</td><td>主要做法</td><td>1. 开展健康中国行主题宣传活动，举办大型义诊、巡回报告、健康知识讲座等，大力宣传健康理念和科学知识，引导群众自觉增强保健意识。
2. 通过陕西日报《百姓健康》专版、《三秦百姓健康》杂志、制作播出《百姓健康》电视节目、陕西百姓健康微信公众号、12320 卫生计生热线等多种途径广泛宣传。</td></tr>
<tr><td>涉及部门</td><td>陕西省扶贫办、陕西卫计委</td></tr>
<tr><td>已出台文件及内容</td><td>《陕西省卫生计生委办公室关于开展 2017 年健康中国行—合理膳食宣传教育活动的通知》(陕卫办[2017]349 号)。《通知》指出活动内容包括：1. 开发设计主题宣传资料。2. 开展合理膳食义诊咨询。3. 开展健康巡讲巡展。4. 开展新闻媒体宣传。5. 利用医疗机构开展主题健康教育。6. 结合健康促进项目开展主题宣传。</td></tr>
</table>

15.3.2 健康服务现状

表 15—8 所示,健康服务包括健康服务业、健康扶贫、医养结合、医疗救助、残疾人福利、老年人福利及中药七部分。现阶段陕西省坚持公立医疗机构提供基本医疗服务主导地位,加强公立医疗机构建设。加强健康养老服务,把加强社会养老服务体系建设作为发展健康养老服务的主要抓手。相继出台了《陕西省人民政府关于促进健康服务业发展的实施意见》(陕政发[2014]36 号;)和《关于加快发展养老服务业的意见》(陕政发〔2014〕21 号)来监督陕西省健康服务业。

在健康扶贫方面,陕西省在全省范围内建立了建档立卡记录贫困人口因病致贫返贫情况。建立新农合、新农合大病保险、重特大疾病医疗救助、大病补充医疗保险"四重保障",降低贫困人口大病医疗费用负担。同时,加强疾病防治,开展签约服务。实施农村贫困人口大病专项救治;开展家庭医生签约服务;加强传染病和慢性病防治。加强妇幼保健和健康促进工作;组织对口帮扶,提高服务能力。组织 86 家省内省际三级医院一对一帮扶 112 家贫困县医院。为了更好的做好健康扶贫工作,陕西省政府办公厅、省民政厅、省卫生计生委、省扶贫开发办公室、省监管局、省环保厅联合起来完善相关健康扶贫政策,加强顶层设计。

在医养结合方面,陕西省民政厅上报了西安、铜川和安康市为国家级医养结合试点市,遴选了 35 家养老机构开展医养结合试点,以点带面,典型引路,推进医养融合发展。陕西省民政厅出台了《陕西省人民政府办公厅关于推进医疗卫生与养老服务相结合实施意见》》(陕政办发〔2016〕63 号)和《陕西省医养结合服务机构许可工作的通知》(陕民发〔2016〕48 号)等相关政策,为陕西省在医养结合方面构建了宏伟的蓝图。

在医疗救助方面,陕西省各部门发挥医疗救助在医保体系中的托底保障作用,扩大救助对象范围,提高救助水平,拓展"一站式"服务,积极推进重特大疾病医疗救助工作。陕西省政府出台了《关于进一步完善医疗救助制度全面开展重特大疾病医疗救助工作实施意见的通知》(陕政办发[2016]31 号)的政策,明确了医疗救助对象、医疗救助方式,以及开展重特大疾病医疗救助工作,建立健全保障机制,强化保障措施。

在残疾人福利方面,陕西各部门制定了相关政策制度来保障残疾人的福利。加快推进残疾人小康进程,以残疾人需求为导向,注重社会救助、社会保险、公益慈善有效衔接,进一步完善陕西省残疾人社会保障体系,不断提高残疾人生活水平。在老年人福利方面,逐步建立老年人服务补贴、护理补贴制度。

表 15—8　健康服务现状及政策分析

健康服务	健康服务业	主要做法	1. 出台《陕西省人民政府关于促进健康服务业发展的实施意见》。 2. 坚持公立医疗机构提供基本医疗服务主导地位，加强公立医疗机构建设。 3. 健康养老服务加速发展。把加强社会养老服务体系建设作为发展健康养老服务的主要抓手。
		涉及部门	陕西省政府、陕西发改委
		已出台文件及内容	1.《陕西省人民政府关于促进健康服务业发展的实施意见》（陕政发［2014］36 号）。《意见》坚持“以人为本、统筹推进，政府引导、市场驱动，深化改革、创新发展”的原则，在做好基本医疗卫生服务的基础上，广泛动员社会力量加大投入，加快建立覆盖全生命周期、内涵丰富、结构合理的健康服务业体系。提出到 2020 年，全产业链占 GDP 的比重达到 10％的总体目标。 2.《关于加快发展养老服务业的意见》（陕政发〔2014〕21 号），提出到 2020 年要实现每千名老年人拥有养老床位 40 张的目标。
	健康扶贫	主要做法	1. 全省建档立卡贫困人口因病致贫返贫情况； 2. 加强顶层设计，完善相关政策； 3. 建立新农合、新农合大病保险、重特大疾病医疗救助、大病补充医疗保险“四重保障”，降低贫困人口大病医疗费用负担。 4. 加强疾病防治，开展签约服务。实施农村贫困人口大病专项救治；开展家庭医生签约服务；加强传染病和慢性病防治。加强妇幼保健和健康促进工作。 5. 组织对口帮扶，提高服务能力。组织 86 家省内省际三级医院一对一帮扶 112 家贫困县医院。 6. 加快人才培养和基础建设。 7. 将精准扶贫与农村环境综合整治有机结合。
		涉及部门	省政府办公厅、省民政厅、省卫生计生委、省扶贫升发办公室、省监管局、省环保厅
		已出台文件及内容	1. 省卫生计生委、省扶贫开发办公室印发《陕西省健康扶贫实施方案》（陕卫规划发〔2016〕48 号）。《方案》明确全省健康扶贫的三大目标：一是因病致贫人口全部脱贫，农村贫困人口大病得到及时有效救治和保障，个人就医费用负担大幅减轻；二是贫困地区医疗服务能力明显提升，实现小病在村镇，大病不出县，90％的病人在县域内诊治；三是贫困地区群众健康水平整体提高，孕产妇死亡率、婴儿死亡率、5 岁以下儿童生长迟缓率等主要健康指标达到全省平均水平。从提高贫困地区医疗保障水平、实施贫困人口大病分类救治、开展签约服务、加强疾病防治和提高医疗卫生服务能力等十个方面，提出了 25 项重点工作任务。

表 15－8 续表 1

健康服务	健康扶贫	已出台文件及内容	2.《关于印发全省新农合健康扶贫工作实施方案的通知》(陕卫办体改发〔2016〕357 号);《通知》提到新农合和新农合大病保险向贫困人口实行政策倾斜,从 2016 年 7 月 1 日起,新农合和大病保险对农村贫困人口实行“两升两降”:“两升”是提升报销比例,提升报销封顶线。在门诊统筹中将一般诊疗费全额报销,在各级定点医院住院报销比例均提高 5 个百分点。在门诊慢性病中提升封顶线不低于 20%。“两降”是降低报销门槛线,降低住院押金。在乡镇医院住院不设起付线,合规费用全额纳入新农合报销。进入大病保险报销起付线下降 50%。县乡级医院取消住院押金,省市级医院住院押金下降至少 50%。同时,新农合将残疾人康复项目报销范围由 9 项扩大到 20 项。 3.《关于进一步完善医疗救助制度全面开展重特大疾病医疗救护工作实施意见的通知》(陕政办发〔2016〕31 号);《意见》指出从 2016 年起农村贫困人口全部纳入重特大疾病医疗救助范围并覆盖全省。 4. 省扶贫办、陕西监管局出台了《关于印发陕西保险业助推脱贫攻坚工作实施意见(试行)的通知》(陕扶办发〔2016〕37 号);《意见》明确对全省建档立卡贫困户人身意外伤害保险、大病补充医疗保险全覆盖。其中大病补充医疗保险每人一年 45 元保险费,原则上政府补贴保费金额的 80%,贫困户个人承担保费金额的 20%。参保人员因住院发生的医疗费用在基本医保、大病保险等其他保险机构报销后不为零的个人自付费用,在扣除大病补充医疗保险不合规费用和免赔额后的金额按照一定比例给予再次赔付。累计最高赔付限额 8 万元。 5. 省卫生计生委、省民政厅、省扶贫办联合印发了《陕西省农村贫困人口大病专项救治实施方案》的通知(陕卫医发〔2016〕169 号);《方案》计划用 2 年时间先行对建档立卡农村贫困人口(包括国贫、省贫)和经民政部门核实核准的农村特困人员和低保对象中,罹患儿童急性淋巴细胞白血病、儿童急性早幼粒细胞白血病、儿童先天性心脏房间隔缺损、儿童先天性心脏室间隔缺损、食管癌、胃癌、结肠癌、直肠癌、终末期肾病等 9 种疾病,我省增加了儿童先天性动脉导管未闭、儿童先天性肺动脉瓣狭窄 2 种疾病患者,进行集中救治。指定定点医院救治,实行单病种核算定额支付,控制医疗费用,有效减轻农村贫困人口负担。 6.《陕西省环境保护厅关于推进生态扶贫工作的实施意见》(陕环办发〔2016〕96 号)
	医养结合	主要做法	上报了西安、铜川和安康市为国家级医养结合试点市,遴选了 35 家养老机构开展医养结合试点,以点带面,典型引路,推进医养融合发展。
		涉及部门	陕西省民政厅

表 15—8 续表 2

健康服务	医养结合	已出台文件	1.《陕西省人民政府办公厅关于推进医疗卫生与养老服务相结合实施意见》》(陕政办发〔2016〕63 号)。《意见》的重点内容是:(1)推进医疗卫生服务与养老服务融合发展。(2)努力提升养老机构医疗保健服务能力。(3)推进基层医疗卫生服务延伸到社区和家庭。(4)加快医养结合机构建设。(5)积极发展中医药健康养老服务。(6)提高老年人医疗及康复护理保障水平。(7)加强老年人医疗康复专业技术人才培养。 2.《陕西省医养结合服务机构许可工作的通知》(陕民发〔2016〕48 号)。《通知》明确了医养结合服务机构许可工作的任务:(1)做好医养结合服务机构许可政策宣讲工作。(2)做好医养结合服务机构筹建指导工作。(3)支持医疗机构设立养老机构和支持养老机构设立医疗机构。(4)认真落实各项扶持政策。
	医疗求助	主要做法	发挥医疗救助在医保体系中的托底保障作用,扩大救助对象范围,提高救助水平,拓展"一站式"服务,积极推进重特大疾病医疗救助工作。
		涉及部门	省民政厅 省财政厅 省人力资源社会保障厅 省卫生计生委 陕西保监局
		已出台文件及做法	《关于进一步完善医疗救助制度全面开展重特大疾病医疗救助工作实施意见的通知》(陕政办发[2016]31 号)。《通知》明确了医疗救助对象、医疗救助方式,以及开展重特大疾病医疗救助工作,建立健全保障机制,强化保障措施。
	残疾人福利	主要做法	出台残疾人相关制度文件
		涉及部门	陕西省民政厅
		已出台文件及做法	1.《陕西省人民政府关于进一步完善困难残疾人生活补贴和重度残疾人护理补贴制度的实施意见》(陕政发〔2016〕2 号)。《意见》总要求指出加快推进残疾人小康进程,以残疾人需求为导向,注重社会救助、社会保险、公益慈善有效衔接,进一步完善我省残疾人社会保障体系,不断提高残疾人生活水平。 2. 联合省财政厅、省残联出台了《关于做好困难残疾人生活补贴和重度残疾人护理补贴管理发放工作的通知》(陕民发〔2016〕10 号)。《通知》明确了补贴对象、补贴标准、申领程序和资金管理等。 3. 配合省综治办、公安厅、财政厅等相关单位出台了《陕西省实施以奖代补政策落实严重精神障碍患者监护责任暂行办法》;《办法》指出实施以奖代补政策激励患者监护人主动、积极履责,减轻患者家庭负担,防范严重精神障碍患者肇事肇祸案(事)件发生。

表 15－8 续表 3

健康服务	老年人福利	主要做法	逐步建立老年人服务补贴、护理补贴制度
		涉及部门	陕西省民政厅 陕西省老龄办
		已出台文件及做法	1.《陕西省老年人优待服务办法》(陕民发〔2012〕157号)。《办法》明确了陕西省老年人优待服务的条例。 2. 省老龄办积极协调省民政厅、省财政厅出台了《陕西省高龄老人补贴发放管理暂行办法》(陕老龄办发〔2012〕52号)。《办法》制定了高龄补贴制度。包含领取高领补贴人群的范围、标准及申报人群。
	中药	主要做法	1. 编制印发了《陕西省中药材保护和发展实施方案(2016－2020年)》。 2. 联合修定了《省级医药储备目录》。 3. 支持重点项目建设。
		涉及部门	陕西省工信厅
		已出台文件及做法	《陕西省中药材保护和发展实施方案(2015－2020年)》(陕政办发〔2016〕9号)。《方案》制定了7项重点任务和5项保障措施,提出到2020年,重点加大10种濒危中药材保护和30种大宗中药材规模化发展力度,建立健全中药材生产加工标准和信息监测体系,提升"秦药"品牌影响力,促进中药材产业转型升级的发展目标。

在中药方面,当前陕西省工信厅编制印发了《陕西省中药材保护和发展实施方案(2016－2020年)并联合修定了《省级医药储备目录》,支持各部门重点项目建设。在《陕西省中药材保护和发展实施方案(2015－2020年)》(陕政办发〔2016〕9号)文件当中,制定了7项重点任务和5项保障措施,提出到2020年,重点加大10种濒危中药材保护和30种大宗中药材规模化发展力度,建立健全中药材生产加工标准和信息监测体系,提升"秦药"品牌影响力,促进中药材产业转型升级的发展目标。

15.3.3 健康保障现状

在医用耗材方面,现阶段陕西省出台了《陕西省医用耗材网上阳光采购实施方案》(陕卫药政发〔2015〕175号)的政策,明确分类制定标准化目录,分批实施压茬推进、全国最低价限价挂网、医院自主带量议价、网上阳光采购、价格十分位法管理、品种价格质量动态调整、强化使用监管,逐步规范全省医用耗材采购和使用,降低虚高价格。

在药品价格方面,陕西省物价局加强药品市场价格行为监管,组织开展专项检查，集中整治药品市场价格秩序。并建立药品价格监测报告制度和药品价格信息发布平台。

表 15－9　健康保障现状及政策分析

健康保障	医疗保障	主要做法	1. 基本实现应保尽保，十二五末期，全省城镇基本医疗保险参保率达到95%以上。 2. 稳步提高待遇水平，到 2016 年，已从最初的每人每 40 元提高到 440 元，高于全国标准 20 元。 3. 建立了大病保障机制，全省 12 个市全面启动实施了大病保险工作并兑付待遇，人均报销比例提高了 10%以上，减轻了大病患者医疗费用负担。 4. 推进付费制度改革。按照国家的统一部署，陕西省积极探索支付方式改革，由过去较为单一的付费方式转向以总额预算为基础，按项目、按定额、按单病种付费等多种方式相结合的付费模式，并按照“超支分担、结余奖励”的原则，实行弹性结算，以求有效地建立起与医疗机构风险分担的机制。
		涉及部门	陕西省人力资源和社会保障厅
		已出台文件及做法	《关于完善基本医疗保险定点医药机构协议管理的指导意见》(人社部发〔2015〕98 号)。《意见》指出加强定点医药机构协议管理服务工作，及时公开定点医药机构具备的条件，抓紧制定定点医药机构考核评估规则和程序，规范和细化定点协议管理内容，探索建立沟通协商和激励约束机制。
	医用耗材	主要做法	医用耗材阳光采购
		涉及部门	陕西省卫计委
		已出台文件及做法	《陕西省医用耗材网上阳光采购实施方案》(陕卫药政发〔2015〕175 号)。《方案》明确分类制定标准化目录，分批实施压茬推进、全国最低价限价挂网、医院自主带量议价、网上阳光采购、价格十分位法管理、品种价格质量动态调整、强化使用监管，逐步规范全省医用耗材采购和使用，降低虚高价格。
	药品价格	主要做法	1. 加强药品市场价格行为监管。 2. 组织开展专项检查，集中整治药品市场价格秩序。 3. 建立药品价格监测报告制度。 4. 建立药品价格信息发布平台。
		涉及部门	陕西省物价局
		已出台文件及内容	陕西省物价局牵头，会同省卫生和计划生育委员会、省食品药品监督管理局联合印发了《关于建立药品价格监测报告制度的通知》;《通知》指出在陕西省建立并实施了药品价格监测报告制度，从 2015 年 7 月 1 日执行。药品零售店为 100 个监测品种，医疗机构为 70 个监测品种。

15.3.4 健康环境现状

健康环境包括生活环境、药品与食品监督和农村生态环境三个方面。

从生活环境方面来看,陕西省投资 2150 万元,实施农村改水改厕,新建卫生厕所 3 万个,扎实推进环境卫生整洁行动。落实《大气十条》,铁腕治霾增蓝天。严格落实中省"水十条",扎实推进"三河三江"水污染防治行动,系统治理护绿水。综合施策保净土,严格落实国家"土十条",制定了《陕西省土壤污染防治工作方案》,夯实地方政府及部门工作目标和责任。监测体系促监管。基本形成支持管理决策、预报预警、应急处置的生态环境监测网,并及时公布环境质量信息,开始启动空气质量预报预警。应急体系保安全,建成了高效灵敏的突发环境事件及核与辐射环境应急指挥系统,定期组织突发环境事件应急演练,提高风险防控和应急处置能力。陕西省环境保护厅出台了《陕西省土壤污染防治工作方案》陕政发〔2016〕52 号的政策,明确了陕西省到 2020 年改善生活环境的目标。

表 15—10 健康环境现状及政策分析

<table>
<tr><td rowspan="3">健康环境</td><td rowspan="3">生活环境</td><td>主要做法</td><td>1. 投资 2150 万元,实施农村改水改厕,新建卫生厕所 3 万个,扎实推进环境卫生整洁行动。
2. 落实《大气十条》,铁腕治霾增蓝天。
3. 严格落实中省"水十条",扎实推进"三河三江"水污染防治行动,系统治理护绿水。
4. 综合施策保净土,严格落实国家"土十条",制定了《陕西省土壤污染防治工作方案》,夯实地方政府及部门工作目标和责任。
5. 监测体系促监管。基本形成支持管理决策、预报预警、应急处置的生态环境监测网,并及时公布环境质量信息,开始启动空气质量预报预警。
6. 应急体系保安全。建成了高效灵敏的突发环境事件及核与辐射环境应急指挥系统,定期组织突发环境事件应急演练,提高风险防控和应急处置能力。</td></tr>
<tr><td>涉及部门</td><td>陕西省环境保护厅</td></tr>
<tr><td>已出台文件及内容</td><td>《陕西省土壤污染防治工作方案》陕政发〔2016〕52 号;《方案》明确了工作目标:到 2020 年,全省土壤环境质量总体保持稳定,农用地和建设用地土壤环境安全得到基本保障,土壤环境风险得到基本管控。到 2030 年,全省土壤环境质量稳中向好,农用地和建设用地土壤环境安全得到有效保障,土壤环境风险得到全面管控。到本世纪中叶,全省土壤环境质量全面改善,生态系统实现良性循环。</td></tr>
</table>

表 15—10 续表

<table>
<tr><td rowspan="6">健康环境</td><td rowspan="3">药品食品监管</td><td>主要做法</td><td>1. 在全省范围内扎实开展整治药品流通领域违法经营行为的专项行动。
2. 药品经营许可证管理方面，鼓励新开办中药材、中药饮片专营企业的同时加大监管力度，对互联网药品交易企业进行重点监管。
3. 药品供应保障体系方面，大力发展第三方物流企业，鼓励企业强强联合，做大做强，促进中药产业的发展，保障中药材质量</td></tr>
<tr><td>涉及部门</td><td>陕西省食品药品监督管理局</td></tr>
<tr><td>已出台文件及内容</td><td>《2017 年陕西省药品和化妆品流通监管工作方案》(陕食药监办发〔2017〕48 号)。《方案》提出主要任务：扎实开展 GSP 认证跟踪检查，进一步巩固认证成果，加大检查力度，着力解决药品流通领域突出问题，加强特药经营企业监管，逐步建立特药经营资质淘汰机制，规范药品委托配送行为，确保药品流通过程质量安全，聚焦突出问题，针对药品流通薄弱环节，有重点的开展各项监督检查，加强对化妆品流通企业的监督检查，加大对中药材专业市场及其周边整治力度，进一步规范中药材、中药饮片流通秩序。</td></tr>
<tr><td rowspan="3">农村生态环境</td><td>主要做法</td><td>农村环保综合整治的新阶段。</td></tr>
<tr><td>涉及部门</td><td>陕西省环保厅</td></tr>
<tr><td>已出台文件及内容</td><td>陕西省委办公厅、省政府办公厅印发的《关于推进全省农村生态环境保护综合改革的指导意见》(陕办发〔2016〕27 号)。《意见》指出要转变农业生产方式、农民生活方式和农村生态环境管理方式，加快建立新常态下农村生态环境保护新体制、新机制。</td></tr>
</table>

在药品与食品监督方面，陕西省食品药品监督管理局在全省范围内扎实开展整治药品流通领域违法经营行为的专项行动。在药品经营许可证管理方面，鼓励新开办中药材、中药饮片专营企业的同时加大监管力度，对互联网药品交易企业进行重点监管。在药品供应保障体系方面，大力发展第三方物流企业，鼓励企业强强联合，做大做强，促进中药产业的发展，保障中药材质量。《2017 年陕西省药品和化妆品流通监管工作方案》(陕食药监办发〔2017〕48 号)明确药品和化妆品流通监管工作内容。

在农村生态环境方面，陕西省委办公厅、省政府办公厅印发的《关于推进全省农村生态环境保护综合改革的指导意见》(陕办发〔2016〕27 号)，明确指出要转变农业生产方式、农民生活方式和农村生态环境管理方式，加快建立新常态下农村生态环境保护新体制、新机制。

15.3.5 健康产业现状

健康产业主要包括健康休闲产业，现阶段陕西省出台相关健康产业政策法规、成立协会、产学研机构，同时各部门协同配置推进健康产业，省体育局与省旅游局签署了《省体育局省旅游局战略合作框架协议》。

表 15－11 健康产业现状及政策分析

健康产业	健身休闲产业	主要做法	1. 出台相关政策法规。 2. 成立协会、产学研机构。 3. 部门协同配置，省体育局与省旅游局签署了《省体育局 省旅游局战略合作框架协议》。
		涉及部门	陕西省体育局
		已出台文件及内容	1.《陕西省人民政府关于加快发展体育产业促进体育消费的实施意见》(陕政发〔2015〕21 号)。《意见》指出到2025 年，基本建立布局合理、功能完善、门类齐全的体育产业体系，体育产品和服务更加丰富，市场机制不断完善，消费需求愈加旺盛，产业带动作用明显提升，体育产业总规模超过 1500 亿元，成为推动经济社会持续发展的重要力量。 2.《陕西省全民健身实施计划(2016－2020 年)》；《计划》指出到 2020 年，经常参加体育锻炼的人数达到 1500 万以上，每周参加 1 次及以上体育锻炼的人数比例达到 50％以上；人均体育场地面积达到 1.8 平方米以上，城市普遍建有“15 分钟健身圈”，农村公共体育设施覆盖率超过 70％，实现县级公共体育场全覆盖；入网注册社会体育指导员突破 8 万人；国民体质监测工作经常化，测试群众突破 100 万人次，国民体质检测达标率达到国家标准；积极推广普及《国家体育锻炼标准》和第九套广播体操，为健身群众提供个性化健身指导服务。 3.《陕西省“十三五”体育事业发展规划》；《规划》指出到 2020 年，初步建立布局合理、功能完善、门类齐全的体育产业体系，体育产业总规模超过 750 亿元。全省体育产业占 GDP 比重超过 1％，体育产业从业人数超过 20 万人，体育服务业增加值占体育产业比重超过 30％。 4.《陕西省体育产业发展规划(2016－2025)》 5.《陕西省体育产业引导管理办法(试行)》；《办法》成立 3000 万体育产业引导资金，健身休闲产业是扶持重点之一。

15.3.6　公共服务支撑与保障现状

表 15—12　公共服务支撑与保障现状及政策分析

支撑与保障	财政支持	主要做法	1. 支持加快推进基本医疗保障制度建设。 2. 支持推进国家基本药物制度实施。 3. 进一步健全基层医疗卫生服务体系。 4. 加快促进公共卫生服务均等化，不断提高基本公共卫生财政补助标准，加大对重大公共卫生服务项目的支持力度。 5. 支持推进公立医院改革。 6. 食品和药品监管。
		涉及部门	陕西省政府、陕西省卫计委、陕西省财政厅、陕西省物价局、陕西省人力资源和社会保障厅等
		已出台文件及内容	1.《陕西省基本公共卫生服务项目精细化考核评价管理办法(试行)的通知》(陕卫办公卫发〔2015〕258 号)；《通知》充分发挥绩效考核对陕西省基本公共卫生服务项目实施的促进作用，推动基本公共卫生服务项目全面、规范实施，提高项目资金使用效益，不断提高群众的获得感。 2.《陕西省深化医药卫生体制综合改革试点方案》(陕政发〔2016〕26 号)，《方案》提出建立科学合理的补偿机制。取消药品加成所减少的合理收入，县级公立医院由财政全额补偿，省、市、县按比例分担。城市公立医院原则上按照医疗服务调价补偿 90%、同级财政补偿 5%、医院加强成本核算承担 5%的比例分担。 3. 2017 年《陕西省城市公立医院医疗服务价格改革方案》指出：坚持公立医院公益性质，破除以药补医，建立科学合理的补偿机制。积极稳妥推进公立医院医疗服务价格改革，逐步缩小政府定价范围，改革医疗服务项目管理，改进价格管理方式。合理调整医疗服务价格，逐步建立以成本和收入结构变化为基础的分类管理、动态调整及多方参与的价格形成机制，确保公立医院发展可持续，医保基金可承受，群众基本医疗费用负担总体不增加。
	法制支持	主要做法	1. 广泛征集立法计划建议项目，科学编制立法计划，并加强与国务院、省人大常委会立法计划衔接。 2. 体现特色，注重质量，注意解决社会发展中的热点、难点问题。 3. 立、改、废并重，注重已有立法项目的修订。 4. 促进公众参与立法，加强组织协调，严格依法审查，提高立法质量。 5. 在健康法制建设方面完成的立法项目总共有 9 件，其中配合省人大常委会完成的立法项目 5 件，包括《陕西省实施〈中华人民共和国老年人权益保障法〉办法》、《陕西省食品小作坊小餐饮及摊贩管理条例》、《陕西省人口与计划生育条例》、《陕西省人力资源市场条例》、《陕西省居家养老服务条例》。省政府规章项目 4 件，《陕西省农村五保供养服务机构管理办法》、《陕西省实施〈无障碍环境建设条例〉办法》、《陕西省社会救助办法》和《陕西省居住证及流动人口服务管理办法》。

表 15－12 续表

	法制支持	涉及部门	陕西省政府法制办
		已出台文件及内容	《关于规范市场监督管理行政执法有关事项的通知》》(陕政发〔2016〕29 号)。《通知》明确了规范市场监督管理行政执法行为。
	人才支持	主要做法	实施农村订单定向免费培养医学本科生项目，2016 年高考录取 250 名,实施为县级医疗机构定向招聘医学类本科生、农村基层人才振兴计划,累计招录 3500 多名。
		涉及部门	陕西省卫计委

公共服务支撑与保障包括财政支持、法制支持和人才支持三个方面。在财政支持方面,陕西省财政厅支持加快推进基本医疗保障制度建设;支持推进国家基本药物制度实施;进一步健全基层医疗卫生服务体系;加快促进公共卫生服务均等化,不断提高基本公共卫生财政补助标准,加大对重大公共卫生服务项目的支持力度;支持推进公立医院改革和食品和药品监管。

在法制支持方面,广泛征集立法计划建议项目,科学编制立法计划,并加强与国务院、省人大常委会立法计划衔接。体现特色,注重质量,注意解决社会发展中的热点、难点问题。立、改、废并重,注重已有立法项目的修订。促进公众参与立法,加强组织协调,严格依法审查,提高立法质量。在健康法制建设方面完成的立法项目总共有 9 件,其中配合省人大常委会完成的立法项目 5 件,包括《陕西省实施〈中华人民共和国老年人权益保障法〉办法》《陕西省食品小作坊小餐饮及摊贩管理条例》《陕西省人口与计划生育条例》《陕西省人力资源市场条例》《陕西省居家养老服务条例》。省政府规章项目 4 件,《陕西省农村五保供养服务机构管理办法》《陕西省实施〈无障碍环境建设条例〉办法》《陕西省社会救助办法》和《陕西省居住证及流动人口服务管理办法》。

在人才支持方面,陕西省卫计委实施农村订单定向免费培养医学本科生项目,2016 年高考录取 250 名,实施为县级医疗机构定向招聘医学类本科生、农村基层人才振兴计划,累计招录 3500 多名。

15.4 健康公共服务问题

综合分析十二个部门的材料,结合座谈会的讨论,陕西省健康公共服务在各部门具体落实中存在一些共性问题和一些部门特有的问题,主要体现在以下方面。

15.4.1　部门联动政策落实力度有待加强

近年来，国务院相继出台《关于促进健康服务业发展的意见》、《关于促进社会办医加快发展若干政策措施》，明确促进健康服务业和社会办医发展的各项政策措施，省政府和有关部门也相继出台系列鼓励政策，但由于这些政策涉及规划、国土、财政、卫计、民政、物价、水电气等多个部门，在实际工作中，部分优惠政策落实不够到位，相关扶持政策效果不佳，制约了健康服务业的发展。

15.4.2　环境污染治理工作合力不强

环境污染导致的健康损害后果较严重（如癌症和出生缺陷高发）、影响范围大（跨地区、跨流域），但健康损害效应滞后，使得环境污染导致的健康问题隐蔽性非常强，等到群体性健康损害爆发再来控制为时过晚。必须通过源头实施风险管理，才能从根本上解决环境污染引发的健康损害问题。建议设立专门协调机构，建立相关制度，整合各部门优势，形成工作合力。

15.4.3　政府财政投入有待加大

当前，尽管各级政府对健康服务业的扶持力度不断增大，但是仍然难以满足广大群众日益增长的健康服务需求。如在城乡养老服务体系建设上，中省投入资金较少，市、县财政薄弱，难以承担养老服务和机构建设所需的大量配套资金，从而造成社区养老服务中心和网点、志愿者队伍、日间照料等服务组织建设相对滞后的局面。

15.4.4　健康服务组织和队伍建设有待加强

服务组织数量较少，特别是专门从事健康服务的社会组织和企业较少；服务能力和专业化水平较低。如多数养老机构和社区养老服务仍局限于低层次的日常生活护理和家政服务，缺乏专业的医疗康复、精神慰藉等高层次服务，不能满足群众多层次的健康需求。

15.4.5　健康扶贫工作有待加强

农村贫困人口大病医疗费用报销比率偏低，尚需加大基本医保和民政医疗救助倾斜力度，特别是要落实农村贫困人口大病补充医疗保险，并广泛动员慈善等公益机构参与，降低大病医疗费用负担，防止因病致贫返贫。陕西省贫困人口病人多，贫困程度深，疾病分类救治任务重，需要组织多方力量，加快救治进度。

贫困地区基层医疗服务能力差，专业技术人员短缺。县级医院缺乏技术骨干和学科带头人，乡镇卫生院空编较多，至今还有部分村卫生室没有乡村医生。亟待加强健康扶贫信息化建设，在全国健康扶贫信息系统管理国贫线健康扶贫信息的基础上，升级陕西省健康扶贫信息系统，管理省贫线健康扶贫信息，同时培训全省基层健康扶贫信息管理人员，为精准推进健康扶贫提供动态管理的数据信息。

15.4.6 医疗保险统筹基金运行风险加大

近年来，由于陕西省大量关破企业困难群体纳入医疗保险保障范围，加上老龄化加速、医疗技术进步、群众健康意识增强、交通便利促使选择大中型医院越来越多等多重因素，进一步释放和刺激了医疗需求和医疗费用快速增长，主要表现在退休人员医疗费支出占比呈逐年递增趋势、住院率逐年提高、医疗机构的就医成本增长较快、政策性隐形债务较为沉重，从而导致统筹基金收入远低于支出的增长，基金运行风险逐年加大。

15.4.7 医养结合工作亟待推进

医养结合配套政策尚未出台。养老机构与医疗机构的转诊制度、远程会诊、合作规范、质量评估等方面还需进一步规范。医疗卫生服务还未有效延伸到社区和家庭。目前陕西省 283 家社区日间照料中心还只有部分配备了医务室、或与社区卫生服务机构签订合作协议，开展医疗卫生服务。绝大多数居家养老服务机构只能提供家政、送餐等服务，还不能链接医疗机构提供专业护理和上门助医服务。针对居家失能半失能老人、慢性病人群、老年常见病、多发病的诊疗、护理，提供家庭出诊、家庭护理、家庭病床等延伸性医疗服务还远远不够，以社区首诊、双向转诊、分级医疗、方便老年人就医模式还没有完全建立起来。

农村医养结合难题亟待破解。农村医疗养老保障水平相对较低，同时医疗资源匮乏，城市优势医疗资源难以延伸到农村，目前农村敬老院绝大多数都配备了医务室，但农村互助幸福院几乎没有和乡镇卫生院或村卫生室开展医养融合服务，农村医养结合问题还不容乐观；养老专业医护人员匮乏。养老机构医护人员匮乏，养老机构医技护理人员在职称评定、工资福利方面无法享受与医疗机构职业人员同等待遇，存在专业护理人员难招、难留问题；医保报销渠道还未完全打通。养老机构内设卫生室、医务室、医药超市没有纳入医保定点单位，老年人在养老院养老，看病、买药必须去医院或医药超市，对养老院管理和老年人日常就医带来极大不便。

15.5　下一步工作思路

为了深入贯彻落实 2017 年 2 月 28 日陕西省卫生与健康大会精神，按照规划纲要的总体思路和发展目标，各部门结合自己的实际提出了下一步的工作思路：

15.5.1　坚持规划引领

进一步提高对发展健康服务业的认识，积极鼓励和引导社会资本举办医疗机构，加快形成多元化办医格局；增强中医创新能力，提升中医医疗保健服务功能；建立健全医疗机构与养老机构的协调合作机制，打造特色休闲养生基地。完善健康中国建设推进协调机制，统筹协调推进健康中国建设全局性工作，审议重大项目、重大政策、重大工程、重大问题和重要工作安排，加强战略谋划，指导部门、地方开展工作。

各地区各部门要将健康陕西建设纳入重要议事日程，健全领导体制和工作机制，将健康陕西建设列入经济社会发展规划，将主要健康指标纳入各级党委和政府考核指标，完善考核机制和问责制度，做好相关任务的实施落实工作。注重发挥工会、共青团、妇联、残联等群团组织以及其他社会组织的作用，最大限度凝聚全社会共识和力量。

15.5.2　充分发挥全民医保制度作用

结合城乡居民医保整合工作，加快实施统一的城乡居民基本医疗保险制度，实现覆盖范围、筹资政策、保障待遇、医保目录、定点管理、基金管理等“六统一”，建立更加公平的基本医疗保险制度，惠及广大参保群众，造福三秦父老。

推动医保改革创新，推进相关领域改革。完善职工医保个人账户，建立职工医保门诊统筹，深化支付方式改革，健全与筹资水平相适应的基本医保待遇调整机制。

完善居民大病保险制度，深入实施健康扶贫。积极推进实施医保精准扶贫工程，适当向贫困人员倾斜，提高医保报销比例，进一步加强与医疗救助政策的衔接，加快探索建立长期照护保险制度的步伐。全面实现省内异地就医住院费用直接结算，稳步推进跨省异地就医住院费用直接结算。

15.5.3 进一步深化医药卫生体制改革

加大全科医生培养力度，每万名居民至少有 2 名全科医生。基层医疗卫生机构诊疗量占诊疗总量力争达到 60%左右，县域内就诊率力争达到 90%左右。每个区市至少建成一个有明显成效的医联体(医疗集团)，有条件的市加快建立第二医疗集团。实现贫困县县医院远程医疗全覆盖。

医疗费用平均增幅控制在 10%以下。陕西省将持续深化公立医院综合改革。城市公立医院药品(不含中药饮片)全部实行零差率销售，药占比(不含中药饮片)总体降到 30%左右，百元医疗收入(不含药品收入)中消耗的卫生材料降到 20 元以下。省直省管医院、中央在陕高等院校附属医院、部队医院、企事业单位所属医院等各类公立医院同步取消药品加成。

政策范围内住院报销比例达到 75%左右。陕西省将实行“六统一”的城乡居民基本医保政策，年内实现市级统筹。基本医保参保率稳定在 95%以上。政策范围内住院报销比例达到 75%左右。

鼓励社会办医发展专科医疗机构。陕西省将全面推进儿童医疗服务领域改革与发展，加强儿科医技人员队伍建设，二级及以上综合医院必须提供儿科门急诊和住院服务，辖区内每千名儿童床位数不少于 3 张。

15.5.4 加强宣传倡导

加强扶持政策宣传，鼓励更多的社会力量参与健康服务体系建设。充分利用广播电视、平面媒体及互联网等新兴媒体广泛开展健康服务宣传，刺激广大群众多元化健康消费需求。

建设省、市、县三级人口健康区域信息平台，完善居民电子健康档案、电子病历、全员人口基础数据库，开展公共卫生、医疗服务、药品管理、医疗保障、综合卫生管理、计划生育等服务。推行社会公共服务卡(居民健康卡)应用，做好与其他社会公共服务功能的有效衔接，实现人手一卡、一卡多用。

积极发展远程医疗和互联网医疗服务，积极推广数字化医疗设备配备，探索便携式健康数据采集设备与物联网、移动互联网融合发展的新模式，提升自动化、智能化健康信息服务水平。

15.5.5 推动产业升级

进一步贯彻落实《健康中国 2030》规划纲要精神，继续推动陕西省医药产业“115551”工程建设，大力支持医药产业园区化发展，促进上下游配套、科技创新体系完善、产品集成能力强的产业结构体系建设。进一步拓展医药企业产业链，培育和壮大陕西省医药骨干企业和知名品牌数量。加强与国内外著名科研院所合作，发挥陕西省科技和资源优势，开展创新药物、医疗器械、新型生物医药材料、康复保健产品等研发和产业化。利用陕西省中药材资源优势，支持陕西省优势企业大品种生产基地建设，做强现代中药产业。做大化学药产业，培育和壮大陕西省生物医药和医疗器械产业，推动新建生物医药基地。

规范保健用品注册管理，引导、鼓励和支持企业研发高科技含量的新型产品。推动医药科技成果转让，发展医疗器械、药品、保健用品、健身器材等市场营销业，扩大陕西省产品在全国市场占有率，促进药品零售业发展。

大力发展第三方服务。引导发展专业的医学检验、医学影像、病理报告、健康产品检测以及食品药品检测等专业机构。支持开展第三方的医疗服务评价、健康管理服务评价，以及健康市场调查、咨询。鼓励高校、研究院所及大型企业联合搭建健康产业技术开发平台，建立健康产品孵化基地。

15.5.6　建立医养结合工作机制

落实《陕西省政府办公厅关于推进医疗卫生与养老服务相结合实施意见》精神，明确部门职责，逐条落实工作任务，共同推进医养结合深度融合，满足老年人健康养老服务需求。

加快医养结合政策创制。2017 年将制定《关于加快全省发展居家养老服务的意见》、《居家养老服务规范》和《社区老年人日间照料中心建设标准》，进一步完善法规标准，提升居家养老服务水平。

加快推进医养结合发展。2017 年支持培育 50 个医养结合养老机构医养融合发展，要求医养结合试点市制定试点方案，每个地市同步选择一个县开展医养结合试点。鼓励多种形式开展医疗卫生服务，通过兴办医疗机构、与医疗机构开展合作、签约职业医师和家庭医生方式，提升养老机构、社区、家庭医疗卫生服务和健康管理水平，确保 50％的养老机构、20％的社区居家养老服务机构开展医疗卫生服务，增强失能、半失能老年人医疗养老能力。争取在 3－5 年内，90％的养老机构、60％的社区居家养老服务机构能够开展医疗卫生服务。

大力培养医养结合复合型人才。鼓励医学院校、职业技术学院开设医养结合方向的复合型医师、家庭护理专业，增设老年服务、康复保健、心理疏导等课程。将老年医学、康复、护理人才作为急需紧缺人才纳入培训规划。鼓励院校毕业生、志愿者或设立公益性岗位从事养老服务工作；利用实施全程就业指导、定向培养、建立实训基地等方式，对养老护理员进行培训。适时推出长期护理保险试点。借鉴全国护理保险试点市经验，将护理保险基金、基本医保基金、养老保险基金、商业保险基金等有机整合，选取试点，重点向失能半失能老人倾斜。

15.5.7 加强健身休闲产业发展

将制定《陕西省健身休闲重点运动项目目录》，以户外运动为重点，依托陕西省体育产业研发中心、各相关协会的力量，拟设计出台《陕西省冰雪运动建设发展规划》、《陕西省山地户外运动建设发展规划》、《陕西省汽摩运动建设发展规划》、《陕西省水上运动建设发展规划》、《陕西省航空运动建设发展规划》；依托区域自然禀赋和项目布局，建设户外运动公园。

将制定《陕西省体育旅游发展纲要》，实施陕西体育旅游精品示范工程，编制《陕西省体育旅游重点项目名录》，打造特色体育旅游小镇。支持和引导有条件的旅游景区拓展体育旅游项目，鼓励省内旅行社结合健身休闲项目和体育赛事活动设计开发旅游产品和路线，如陕西四川河南体育旅游专线、古丝绸之路节点城市体育旅游专线、陕甘宁边区红色体育旅游专线等。

推动"体医结合"，加强科学健身指导，积极推广覆盖全生命周期的运动健康服务，发展运动医学和康复医学，发挥中医药在运动康复等方面的特色作用。如西安体育学院运动医学专业、运动康复专业，西安体育学院运动创伤医院。推动"互联网＋健身休闲"，鼓励开发以移动互联网、大数据、云计算技术为支撑的健身休闲服务，推动传统健身休闲企业由销售导向向服务导向转变，提升场馆预定、健身指导、运动分析、体质监测、交流互动、赛事参与等综合服务水平。

利用高校、科研机构、协会、社团的作用，组织开展山水运动资源调查、民族传统体育资源调查，摸清发展陕西省健身休闲产业的自然、人文基础条件。因地制宜，合理布局，错位发展，在保护自然资源和生态环境的基础上，充分利用冰雪、森林、湖泊、江河、湿地、山地、草原、沙漠等独特的自然资源和传统体育人文资源，打造各具特色的健身休闲集聚区和产业带。如陕南户外山地健身休闲集聚区、陕北沙漠徒步健身休闲体验区、西安浐灞水上健身休闲示范区等。

着力重点建设一批山地户外营地、徒步骑行服务站、自驾车房车营地、运动船艇码头、航空飞行营地等健身休闲设施。鼓励和引导旅游景区、旅游度假区、乡村旅游区等根据自身特点，建设特色健身休闲设施。

拟建立陕西省健身休闲产业公共服务平台，完善政务发布平台、信息交互平台、展览展示平台、资源交易平台；加快推动设立由社会资本筹资的陕西省体育产业投资基金，引导社会力量参与健身休闲产业；加快落实《陕西省体育产业引导资金管理办法》的申报、评审、立项等工作的开展；以国家体育产业统计分类为基础，完善健身休闲产业统计制度和指标体系，建立健身休闲产业监测机制。

15.5.8　建立合理价格成机制

加强药品市场价格监测，促进药品市场价格信息透明。通过健全药品价格监测体系，加快与医疗卫生、医疗保障、药品监管等部门的信息共享，完善药品价格和交易数据采集报告制度，掌握药品真实交易价格数据，形成监测监管合力。对价格变动频繁、变动幅度较大，或者与国内同品种价格以及不同地区间价格存在较大差异的，要及时研究分析，必要时开展成本价格专项调查。完善药品原材料价格监测机制，对低价药品所用原料及时公布市场价格，遏制厂家不合理涨价，扰乱市场价格秩序的行为。

加强药品市场价格监管。充分运用宣传、抽查、服务等方式，督促经营者按规定落实药品明码标价，规范药品价格行为。要对一些拥有专利品牌、市场占有度高的企业加强监管，对涨幅过大的药品重点监管，对生产厂家采取约谈等方式全面了解涨价原因，引导合理定价。进一步规范药品种类规格和包装，遏制药品品种规格繁杂和过度包装的不良现象。加大药品市场价格检查力度，依法查处价格欺诈、价格串通、价格垄断等违法行为。

强化社会监督，建立全方位多层次的监管机制。要借助 12358 价格监管平台，充分发挥药监、卫计及人社保障等主管部门职能作用，鼓励全社会共同参与规范药品价格行为，努力化解社会疑虑和药品价格矛盾。

参考文献

[1] 鲍德威.公共部门经济学[M].北京:中国人民大学出版社,2000.

[2] 程胜利.社会政策概论[M].山东:山东人民出版社,2012.

[3] 陈天祥,方敏.公共卫生支出、健康结果与卫生投入政策—基于189个国家和地区的面板门槛分析(1995—2011年)[J].浙江大学学报(人文社会科学版),2016,46(01):91—107.

[4] 陈先奎.不能否定人均GDP的意义[N/OL].环球时报,2011—02—25.http://opin ion.huanqiu.com/1152/2011—02/1522323.html

[5] 陈妍,宋占军.人口健康水平地区差异的影响因素研究—基于第四次国家卫生服务调查数据的实证分析[C].建立社会公平保障体系与经济社会发展(CCISSR)论坛文集,2013.

[6] 邓峰.世界部分国家医疗资源相关情况比较分析[J].卫生经济研究,2014(1):32—35.

[7] 丁煌.政府的职责:“服务”而非“掌舵”[J].中国人民大学学报,2004(6):151—152.

[8] 董明涛,孙钰.我国农村公共产品供给制度演变及其完善研究[J].求实,2011(5):83—86.

[9] 范永茂,王树光,马泽强.“丝绸之路经济带”核心区建设中的公共服务与管理问题[J].新疆大学学报,2016,44(2):41—47.

[10] 冯朝阳.丝绸之路经济带区域经济增长及其空间格局演变分析[J].新疆农垦经济,2014(8):22—29.

[11] 冯星淋.中国儿童死亡状况的国际比较[J].中国妇幼保健,2010,25(3):339—343.

[12] 高春亮.中国城镇化趋势预测研究[J].当代经济科学,2013,35 (4):85—90.

[13] 顾丽梅.新公共服务理论及其对我国公共服务改革之启示[J].南京社会科学,2005(1):38—45.
[14] 韩艾军.公共产品理论与市场化改革[J].陕西师范大学学报(哲学社会科学版),2003(s1):337—340.
[15] 侯玉兰.新公共服务理论与建设服务型政府[J].国家行政学院学报,2005(4):31—34.
[16] 黄奇帆.丝绸之路互联互通,国内各个省区市互联互通[OL].第十八届渝洽会,2015—05—29.http://www.yangqiu.cn/zhongchou01/31543.html
[17] 贾晓漩.简论公共产品理论的演变[J].山西师大学报(社会科学版),2011(s2):31—33.
[18] 姜萍.世卫组织报告显示:日本人平均寿命84岁居全球第一[OL].央广网,2015—05—08.http://china.cnr.cn/qqhygbw/20150518/t20150518_518580044.shtml
[19] 李松林.论新公共服务理论对我国建设服务型政府的启示[J].理论月刊,2010(2):88—90.
[20] 李泽红.丝绸之路经济带生态环境格局与生态文明建设模式[J].资源科学,2014,36(12):2476—2482.
[21] 刘佳丽,谢地.西方公共产品理论回顾、反思与前瞻[J].河北经贸大学学报,2015(9):11—17.
[22] 刘君.生态环境、经济收入与公众健康的关系—基于我国29个省市区面板数据的经验研究[J].生态经济,2009(1):382—384.
[23] 刘兴会,尹如铁,姚建蓉,雷巍.10年围产儿死亡回顾分析.实用妇产科杂志,2001,17(2):111—112.
[24] 柳云飞,周晓丽.传统公共行政、新公共管理和新公共服务理论之比较研究[J].前沿,2006(4):170—174.
[25] 龙少波.人口、经济总量、经济结构及技术进步对中国SO2影响的实证分析——对Grossman污染分解方程的拓展[J].统计与信息论坛,2011,26(7):45—51.
[26] 罗昊.中国孕产妇死亡状况的国际比较[J].中国妇幼保健,2009,24(27):3773—3776.
[27] 吕安民.中国省际人口增长率和GDP增长率及其相关关系研究[J].郑州大学学报,2006,38 (1):110—114.
[28] 毛程连.公共产品理论与国有资产管理的绩效评价[J].财经研究,2002,28 (5):44—48.

[29] 孟庆跃.卫生费用、健康产出和卫生改革的国际比较和分析[J].卫生经济研究,2006(1):8—11.

[30] 苗艳青,陈文晶.空气污染和健康需求:Grossman 模型的应用[J].国家自然科学基金委员会管理科学部宏观管理与政策学科青年基金获得者交流研讨会,2010(6):140—160.

[31] 齐良书.收入分配、医疗资源与人口健康:一个跨国研究[J].南方经济,2008(4):27—40.

[32] 曲卫华.我国能源消费对环境与公共健康的影响研究[D].北京:北京理工大学,2016.

[33] 商务部国际贸易经济合作研究院.对外合作投资国别(地区)指南[M].北京:商务部出版社,2014.

[34] 世界卫生组织.孕产妇死亡率实况报道[OL].世界卫生组织网,2016—09.http://www.who.int/mediacentre/factsheets/fs348/zh/

[35] 孙菊.中国卫生财政支出的健康绩效及其地区差异—基于省际面板数据的实证分析[J].武汉大学学报(哲社办),2011(6):75—80.

[36] 孙淼林,温湖炜,徐慧枫.支出的健康产出效应分析:基于国际比较的视角[J].中国卫生经济,2016,35(3):66—67.

[37] 田艳梅.关于以基本医疗为中心的健康国际比较[J].国外医学,2002,19(2):64—71.

[38] 王俊.中国政府卫生支出规模研究:三个误区及经验证据[J].管理世界,2007(2):27—36.

[39] 王坤朔."健康中国 2030"规划纲要发布[OL].新华网,2016—10—25.http://news.xinhuanet.com/health/2016—10/25c 1119786029.htm.

[40] 汪来杰.论我国服务型地方政府的职能定位[J].社会主义研究,2008(3):99—102.

[41] 王荣辉.公共产品理论与高等教育投资体制改革浅议[J].重庆电力高等专科学校学报,2012,17(3):1—3.

[42] 王小万,刘丽杭.Becker 与 Grossman 健康需求模型的理论分析[J].中国卫生经济,2006,25(5):28—35.

[43] 王新军,韩春蕾,李继.经济增长、卫生投入与人民健康水平的关系研究[J].山东社会科学,2012(11):71—76.

[44] 王钟明.新公共服务理论对改善税收服务的启示[J].山东社会科学,2004(4):118—119.

[45] 吴联灿,申曙光.新型农村合作医疗制度对农民健康影响的实证研究[J].

保险研究,2010(6):60—68.
[46] 吴雁珂,郑芳.影响外来务工人员健康的因素研究—基于 Grossman 健康需求模型的理论分析[J].中国商论,2016(2):158—160.
[47] 吴擢春,励晓红,Viisainen,K.,Hemminli,E.欠发达地区农村围产儿死亡率及其影响因素[J].中国公共卫生,2004,20(3):324—325.
[48] 解垩.中国地区间健康差异的因素分解[J].山西财经大学学报,2011(8):11—16.
[49] 新华网.欧元区月失业率仍高达 11%希腊失业率最高[OL].新华网,2015—10—26. http://news. xinhuanet. com/fortune/2015—10/26/c_128359128.htm
[50] 休谟.人性论[M].北京:商务印书馆,1983.
[51] 亚当·斯密.国民财富的性质和原因的研究[M].北京:商务印书馆,1981.
[52] 鄢洪涛.发展型社会政策视域下的中国医疗卫生事业管理创新研究[M].湘潭:湘潭大学出版社,2014.
[53] 杨政昌.新公共服务理论及其在当代中国的适用性分析[J].前沿,2008(5):104—106.
[54] 尹庆双,王薇,王鹏.我国农村居民的收入与健康状况循环效应分析—基于 CHNS 数据的实证分析[J].经济学家,2011(11):43—51.
[55] 于晓薇,胡宏伟,吴振华,石静.我国城市居民健康状况及影响因素研究[J].中国人口·资源与环境,2010,20(2):151—156.
[56] 袁红丹.新公共服务理论视角下农村老年人社会保障问题研究:以辽宁省 T 镇为个案[D].辽宁:辽宁大学,2012.
[57] 赵其国,黄国勤,马艳芹.中国生态环境状况与生态文明建设[J].生态学,2016,36(19):6328—6335.
[58] 张宏军.西方公共产品理论溯源与前瞻—兼论我国公共产品供给的制度设计[J].贵州社会科学,2010(6):120—124.
[59] 张宁,胡鞍钢,郑京海.应用 DEA 方法评测中国各地区健康生产效率[J].经济研究,2006(7):92—105.
[60] 张婷婷.新型城镇化背景下地方政府农村公共产品供给制度创新研究[D].西安建筑科技大学,2016.
[61] 张文,曾桂生,逯秋月,李文渊.对我国高校公共体育服务产品的研究[J].当代体育科技,2014(30):10—11.
[62] 周芬,陈慧,林瑾,谢红莉.中国基本医疗服务公平及效率问题研究[J].黑

龙江医学,2013(37):753—756.

[63] Aaron,E.,Dana,P.G. and Adam,A.L.(2014).The Future of US Health Care:Is Medicare Really Better at "Saving" Money [J]. *Economists Voice*, 11(1):13—19.

[64] Alexander,J.,Nank,R.(2009).Public—Nonprofit Partnership Realizing the New Public Service[J]. *Administration and Society*, 41(3), 364—386.

[65] Bartel,A.,Taubman,P.(1979).Health and Labor Market Success:The Role of Various Diseases.[J]. *The Review of Economics and Statistics*, 61(1),1—8.

[66] Becker,G.S.(1964).Human Capital[M].Chicago,Illinois:University of Chicago Press.

[67] Berta,R.(2004).Evidence on the Relationship between Public Medical Resources and Health Indicators[J]. *Journal of Economic Studies*, 31(2):98—111.

[68] Bruce, P., Hornung, R., Khoury, J. (2005). Low-level Environmental Lead Exposure and Children's Intellectual Function: An International Pooled Analysis[J]. *Environmental Health Perspectives*, 113(7), 894—899.

[69] Buchanan,J.M.(1965).An Economic Theory of Clubs[J]. *Economica*, *New Series*, 32(125),1—14.

[71] Chenery, H., Syrquin. M. (1988). The Development Style: 1950—1970 [M].Beijing:Economic Science Press.

[72] Cropper,M.L.(1981).Measuring the Benefits from Reduced Morbidity [J]. *American Economics Review*, 71(2),235—240.

[73] Denhardt,R.B.,Denhardt,J.V.(2003).The New Public Service:an approach to reform[J]. *International Review of Public Administration*, 8(1),3—10.

[74] Denhardt,R.B.,Denhardt,J.V.(2000).The New Public Service:Serving Rather than Steering[J]. *Public Administration Review*, 60(6), 549—559.

[75] Denhardt,R.B.,Denhardt,J.V.(2001).The New Public Service:Putting Democracy First[J]. *National Civic Review*, 90(4),391—400.

[76] Grossman, M. (1972). On the Concept of Health Capital and the

Demand for Health[J]. *Journal of Political Economy*, 80(2), 223—255.

[77] Larson,J.S.(1999).The Conceptualization of Health[J].*Medical Care Research & Review*,56(2),123.

[78] Leigh,J.P.,Dhir,R.(1997).Schooling and Frailty Among Seniors[J]. *Economics of Education Review*,16(1):45—57.

[79] Lepa,B.,Boris,K.,Jovana,B.,Stanišі,M.(2014).Differences in Motivation of Health Care Professionals in Public and Private Health Care Centers[J].*Singidunum Journal of Applied Sciences*,11(2),45—53.

[80] Light, P. (1999). The New Public Service[M]. Washington, D. C.: Bookings Institution.

[81] Manfred, E., Walter, R., Volker. V(1999) Ewnometric Evidence from German Micro Data [J].Health Economics,4:169—182.

[82] Mushkin,S.J.(1962).Health as An Investment[J].*Journal of Political Economy*,70(5),129—157.

[83] Park, H. M., Perry, J. L. (2013). The Transformation of Governance Who Are the New Public Servants and What Difference Does It Make for Democratic Governance[J]. *The American Review of Public Administration*,43(1),26—49.

[84] Pender,N.J.(1990).Expressing Health Through Lifestyle Patterns[J]. *Nursing Science Quarterly*,3(3).115—122.

[85] Perry,J.L.(2007).Democracy and the New Public Service[J].*The American Review of Public Administration*,37(1),3—16.

[86] Samuelson,P.(1955).Diagrammatic Exposition of A Theory of Public Expenditure [J]. *Review of Economics and Statistic*,37(4),350—356.

[87] Savas,E.S.(2002).Competition and Choice in New York City.Social Services[J].*Public Administration Review*,62 (1),82—91.

[88] Saylor,C.(2004).The Circle of Health: a Health Definition Model[J]. *Journal of Holistic Nursing Official Journal of the American Holistic Nurses Association*,22(2),97.

[89] Schwartz,J.(2004).Recent Developments in Low-level Lead Exposure and Intellectual Impairment in Children[J].*Environmental Health Perspectives*,112(9),987—994.

[90] Tanzi,V.,Schuknecht,L.(1997).Reconsidering the Fiscal Role of Gov-

ernment: The International Perspective [J]. *American Economic Review*, 87(2), 164－168.

[91] Teodora, E.U.(2016). The Relationship between Health Care Needs and Accessibility to Health Care Services in Botosani County-Romania[J]. *Procedia Environmental Sciences*, 32: 300－310.

[92] Thomas, J. G., Richard, B. S. (2010). Cardiovascular Health and Particulate Vehicular Emissions: A Critical Evaluation of the Evidence Air Quality [J]. *Atmosphere & Health*. 1: 3－27.